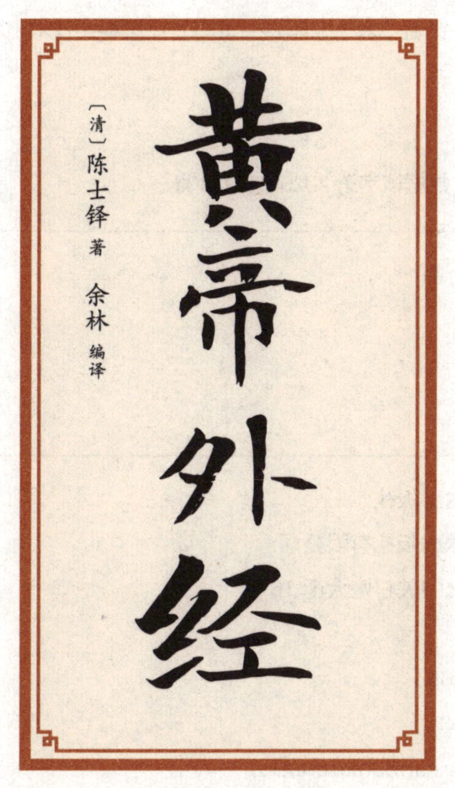

中国科学技术出版社
·北 京·

图书在版编目（CIP）数据

黄帝外经 /（清）陈士铎著；余林编译 . -- 北京：中国科学技术出版社，2025. 7. --
ISBN 978-7-5236-1434-1

Ⅰ. R22

中国国家版本馆 CIP 数据核字第 2025NZ2332 号

策划编辑 韩 翔 于 雷
责任编辑 韩 翔
装帧设计 翰墨漫童
责任印制 徐 飞

出　　版 中国科学技术出版社
发　　行 中国科学技术出版社有限公司
地　　址 北京市海淀区中关村南大街 16 号
邮　　编 100081
发行电话 010-62173865
传　　真 010-62173081
网　　址 http://www.cspbooks.com.cn

开　　本 710mm × 1000mm 1/16
字　　数 189 千字
印　　张 10
版　　次 2025 年 7 月第 1 版
印　　次 2025 年 7 月第 1 次印刷
印　　刷 鸿鹄（唐山）印务有限公司
书　　号 ISBN 978-7-5236-1434-1
定　　价 58.00 元

（凡购买本社图书，如有缺页、倒页、脱页者，本社销售中心负责调换）

内容提要

《黄帝外经》又名《外经微言》，由清代名医陈士铎所撰，其理论基础主要本于《黄帝内经》。全书分九卷，每卷九篇，共八十一篇专题论述。其中第一卷论述养生、天癸、月经、子嗣、寿夭等；第二卷论述经络终始、标本顺逆；第三、四、五卷论述五行生克、脏腑气化；第六、七卷论述五运六气、四时八风；第八卷论述伤寒、温疫；第九卷论述阴阳寒热等。本书内容丰富，适合中医药临床从业者、中医药院校在读学生及中医药爱好者阅读参考。

前　言

《黄帝外经》（又名《外经微言》）为清代医家陈士铎所撰的经典中医理论著作。全书共九卷八十一篇，详述了养生寿夭、经络学说、五行生克、脏腑气化、五运六气、四时八风等中医基础理论，并对《黄帝内经》中的内容加以述评解答，堪称清代医论之瑰宝。

陈士铎，约生于明天启年间，卒于清康熙年间，字敬之，号远公，又号莲公，浙江山阴（今浙江绍兴）人，清初著名医家。其生平笔耕不辍，著作等身，惜诸多亡佚，现余存世八种，除《黄帝外经》外，亦有《石室秘录》《洞天奥旨》《本草新编》《辨证录》《辨证玉函》《辨证奇闻》《脉诀阐微》。

《黄帝外经》仅现存一种清抄本，藏于天津市图书馆。本书以清抄本为底本，对原文重新标点分段，各篇前为经典原文，后附白话译文，以白话译解的方式对其内容进行校订与整理。

本书内容翔实可靠，译文精准流畅，实用价值颇高，是一部不可多得的中医理论性著作。

目录

一卷

二卷

三卷

四卷

五　卷

六　卷

七　卷

八　卷

九　卷

一　卷

—— 阴阳颠倒篇 ——

黄帝闻广成子窈窈冥冥之旨，叹广成子之谓天矣。退而夜思，尚有未获，遣鬼臾区问于岐伯天师曰：帝问至道于广成子，广成子曰：至道之精，窈窈冥冥，至道之极，昏昏默默。无视无听，抱神以静，形将自正，必静必清，无劳汝形，无摇汝精，无思虑营营，乃可以长生。目无所见，耳无所闻，心无所知，汝神将守汝形，形乃长生。慎汝内，闭汝外，多知为败。我为汝遂于大明之上矣，至彼至阳之原也；为汝入于窈冥之门矣，至彼至阴之原也。天地有官，阴阳有藏，慎守汝身，物将自壮，我守其一，以处其和，故身可以不老也。天师必知厥义，幸明晰之。

岐伯稽首奏曰：大哉言乎，非吾圣帝，安克闻至道哉。帝明知故问，岂欲传旨于万祀乎，何心之仁也。臣愚，何足知之。然仁圣明问，敢备述以闻。窈冥者，阴阳之谓也。昏默者，内外之词也。视听者，耳目之语也。至道无形而有形，有形而实无形，无形藏于有形之中，有形化于无形之内，始能形与神全，精与神合乎。

鬼臾区曰：诺。虽然，师言微矣，未及其妙也。岐伯曰：乾坤之道，不外男女，男女之道，不外阴阳，阴阳之道，不外顺逆，顺则生，逆则死也。阴阳之原，即颠倒之术也。世人皆顺生，不知顺之有死；皆逆死，不知逆之有生，故未老先衰矣。广成子之教，示帝行颠倒之术也。

鬼臾区赞曰：何言之神乎。虽然，请示其原。岐伯曰：颠倒之术，即探阴阳之原乎。窈冥之中有神也，昏默之中有神也，视听之中有神也。探其原而守神，精不摇矣。探其原而保精，神不驰矣。精固神全，形安能敝乎。

鬼臾区复奏帝前，帝曰：俞哉，载之《外经》，传示臣工，使共闻至道，同游于无极之野也。

陈士铎曰：此篇帝问而天师答之，乃首篇之论也。问不止黄帝而答止天师者，帝引天师之论也。帝非不知阴阳颠倒之术，明知故问亦欲尽人皆知广成子之教也。

译文

黄帝听闻广成子阐述的微妙精深的道理后，感叹广成子的言论深合天道。回去后，他在夜晚深思，仍觉有不明白的地方。于是，黄帝派遣鬼臾区去请教岐伯天师。鬼臾区问道："黄帝向广成子请教养生之道，广成子回答说：'养生之道的精髓是深远而微妙的；养生之道的极致是模糊而静默的。不可用眼睛去看，也不可用耳朵去听，要抱守神明以求静默，形体自然会端正。必须做到心境清静，不要劳累身体，不要动摇精气，不要让思虑纷扰，才能长生不老。眼睛不去看，耳朵不去听，心里不去感知，神明就会守护你的形体，形体自然会长久保持健康。注意守护内在，远离外界的干扰，知道太多反而有害。我将引导你抵达极尽光明之处，到达至阳的本源；也带你进入幽暗深邃的地方，到达至阴的本源。天地各有其法则，阴阳各有其藏处，慎守自身，身体自然会强壮。我守住一，以保持和谐，所以身体可以不老。'天师必定明白其中的意义，请为我指明。"

岐伯恭敬地回答："这是一番伟大的言论啊！若非我圣明的黄帝，又有谁能够听闻如此高深的道理呢？黄帝明知而问，是否想要传旨将这一教义传承万世呢？真是仁德广厚！我愚钝，实在难以参透其中奥妙。不过既然陛下仁圣垂询，我斗胆尽力陈述。所谓'窈冥'，指的是阴阳；'昏默'，指的是内外；'视听'，是指耳目。至道虽然无形，但也有形，有形又仿佛无形。无形的道藏于有形之中，而有形的道化入无形之内，唯有如此，才能达到形神兼备、精气与神明合一的境界。"

鬼臾区答道："是的，即使是这样，但天师的言论过于深奥，未能完全揭示其中的妙理。"岐伯回应："乾坤的道理，不外乎男女的阴阳变化。男女之道，不外乎阴阳交替。阴阳的道理，不外乎顺逆之法。顺应则生，逆行则死。阴阳的本源，就是阴阳颠倒之术。世人都追求顺应生长，却不知顺应也会导致衰亡；他们畏惧逆行，殊不知逆行反而能让人长生因此尚未老去便先衰亡了。广成子传授黄帝的是'阴阳颠倒之术'。"

鬼臾区赞叹道："多么玄妙的言论啊！不过，请天师详细讲解其中的原理。"岐伯答道："颠倒之术，就是探究阴阳的本源。在幽深之中有神明存在，在昏默之中也有神明存在，甚至在视听之中也有神明。探究其本源，守住神明，精气就不会动摇；探究其本源，守护精气，神明就不会分散。精气稳固，神明充实，身体怎么可能会衰老呢?”

鬼臾区将此言转达给黄帝，黄帝听后说：“很好，记录在《外经》之中，传给群臣，让他们都听闻至道，共同游历无极的境界。”

陈士铎评述：这篇文章是黄帝向天师请教，天师回答的对话，也是首篇讨论的主题。提问的人不止黄帝而回答的却只有天师，这是黄帝在引用天师的论述。黄帝并非不懂阴阳颠倒之术，他之所以明知故问，是希望广成子的教诲能广为人知。

—— 顺逆探原篇 ——

伯高太师问于岐伯曰：天师言颠倒之术，即探阴阳之原也。其旨奈何？岐伯不答。再问曰：唯唯。三问岐伯，叹曰：吾不敢隐矣。夫阴阳之原者，即生克之道也；颠倒之术者，即顺逆之理也。知颠倒之术，即可知阴阳之原矣。

伯高曰：阴阳不同也。天之阴阳，地之阴阳，人身之阴阳，男女之阴阳，何以探之哉？岐伯曰：知其原亦何异哉。伯高曰：请显言其原。岐伯曰：五行顺生不生，逆死不死。生而不生者，金生水而克水，水生木而克木，木生火而克火，火生土而克土，土生金而克金，此害生于恩也。死而不死者，金克木而生木，木克土而生土，土克水而生水，水克火而生火，火克金而生金，此仁生于义也。夫五行之顺，相生而相克；五行之逆，不克而不生。逆之至者，顺之至也。

伯高曰：美哉言乎！然何以逆而顺之也？岐伯曰：五行之顺，得土而化，五行之逆，得土而神。土以合之，土以成之也。伯高曰：余知之矣。阴中有阳，杀之内以求生乎。阳中有阴，生之内以出死乎。余与帝同游于无极之野也。

岐伯曰：逆而顺之，必先顺而逆之。绝欲而毋为邪所侵也，守神而毋为境所移也，练气而毋为物所诱也，保精而毋为妖所耗也。服药饵以生其津，慎吐纳以添其液，慎劳逸以安其髓，节饮食以益其气，其庶几乎？

伯高曰：天师教我以原者全矣。岐伯曰：未也。心死则身生，死心之道，即逆之之功也。心过死则身亦不生，生心之道，又顺之之功也。顺而不顺，始成逆而不逆乎。伯高曰：誌之矣，敢志秘诲哉。

陈士铎曰：伯高之问，亦有为之问也。顺中求逆，逆处求顺，亦死克之门也。

今奈何求生于顺乎。于顺处求生，不若于逆处求生之为得也。

译文

伯高太师向岐伯请教：“天师您提到的‘颠倒之术’，是探究阴阳本源的学问，它的真正含义是什么呢？”岐伯没有回答。伯高又问了一次，岐伯恭敬应答。第三次再问，岐伯叹息道：“我不敢隐瞒了。所谓阴阳的本源，就是生与克的道理。而颠倒之术，实际上就是顺与逆的法则。掌握了颠倒之术，就可以明白阴阳的本源。”

伯高问：“阴阳各有不同。天有阴阳，地有阴阳，人身也有阴阳，男女之间也有阴阳，这些阴阳该如何探究呢？”岐伯回答道：“探究它们的本源，又有什么不同呢？”伯高继续问：“请您明白讲述其中的本源。”岐伯解释道：“五行按正常顺序相生并不真正生，逆向相克也不真正死。表面上相生实际上相克的，比如金生水却克制水，水生木却克制木，木生火却克制火，火生土却克制土，土生金却克制金，这是恩害相生。表面上相克实际上是相生的，比如金克木却使木生长，木克土却使土生长，土克水却使水生长，水克火却使火生长，火克金却使金生长，这是义中生仁。五行按正常顺序相生相克，逆向则不相克也不相生。逆向到极致，就是顺向到极致。”

伯高感叹道：“这真是精妙的言论啊！不过，为什么逆行反而能成顺呢？”岐伯答道：“五行按正常顺序运行，需要土来转化。五行逆向运行，需要土来显神。土可以融合它们，土可以成就它们。”伯高说道：“我明白了。阴中有阳，通过杀伐来寻求生命。阳中有阴，通过生长来超越死亡。我和帝王一同游历无极的境界。”

岐伯继续说道：“要想逆向而顺，必须先顺向而逆。绝去欲望，避免被邪恶侵扰；守住神明，不让外境动摇；练习气息，不被外物诱惑；保守精气，不让妖邪消耗。服用药物生津，谨慎调理呼吸以增液，劳逸结合来安养骨髓，节制饮食以增加气血，这些都是接近长生的方法。”

伯高感叹道：“天师的教诲真是全面。”岐伯回答：“还不算全面。心死则身生，让心‘死’去，身体才能生机旺盛。这就是逆行的功法。如果心彻底死去，身体也不会生长。因此，让心保持适度的‘死’，也是顺行的功法。顺中不顺，最终成就逆中不逆。”伯高说道：“我领会了，不敢忘记这秘密的教诲。”

陈士铎评述：伯高的提问，是有深意的提问。在顺中求逆，在逆中求顺，这就是掌握生死的关键。如今人们如何在顺中求生呢？与其在顺境中求生，不如在逆境中求生更为有效。

—— 回天生育篇 ——

雷公问曰：人生子嗣，天命也，岂尽非人事乎？岐伯曰：天命居半，人事居半也。雷公曰：天可回乎？岐伯曰：天不可回，人事则可尽也。雷公曰：请言人事。岐伯曰：男子不能生子者，病有九，女子不能生子者，病有十也。雷公曰：请晰言之。岐伯曰：男子九病者，精寒也，精薄也，气馁也，痰盛也，精涩也，相火过旺也，精不能射也，气郁也，天厌也。女子十病者，胞胎寒也，脾胃冷也，带脉急也，肝气郁也，痰气盛也，相火旺也，肾水衰也，任督病也，膀胱气化不行也，气血虚而不能摄也。

雷公曰：然则治之奈何？岐伯曰：精寒者，温其火乎；精薄者，益其髓乎；气馁者，壮其气乎；痰盛者，消其涎乎；精涩者，顺其水乎；火旺者，补其精乎；精不能射者，助其气乎；气郁者，舒其气乎；天厌者，增其势乎；则男子无子而可以有子矣，不可徒益其相火也。胞胎冷者，温其胞胎乎；脾胃冷者，暖其脾胃乎；带脉急者，缓其带脉乎；肝气郁者，开其肝气乎；痰气盛者，消其痰气乎；相火旺者，平其相火乎；肾水衰者，滋其肾水乎；任督病者，理其任督乎；膀胱气化不行者，助其肾气以益膀胱乎；气血不能摄胎者，益其气血以摄胎乎，则女子无子而可以有子矣，不可徒治其胞胎也。

雷公曰：天师之言，真回天之法也。然用天师法，男女仍不生子，奈何？岐伯曰：必夫妇德行交亏也。修德以宜男，岂虚语哉。

陈士铎曰：男无子有九，女无子有十，似乎女多于男也，谁知男女皆一乎。知不一而一者，大约健其脾胃为主，脾胃健而肾亦健矣，何必分男女哉。

译文

雷公问道："人生儿女是天命所定的吗？难道完全不是人力所能控制的吗？"岐伯回答："天命占一半，人力占一半。"雷公继续问："那天命可以改变吗？"岐伯说："天命无法改变，但人力可以做到极致。"雷公问："请讲讲人力方面的内容。"岐伯说："男子不能生育有九种原因，女子不能生育有十种原因。"雷公问："请详细说明这些原因。"岐伯解释道："男子的九种病因是，精气寒冷、精液稀薄、气力不足、痰湿过多、精液不通畅、相火过旺、精液无法射出、气郁不舒，以及天命不顺。女子的十种病因是，子宫寒冷、脾胃虚寒、带脉紧张、肝气郁结、痰湿过盛、相火过旺、肾水不足、任督二脉失调、膀胱气化不通、气血虚弱无法固胎。”

雷公又问：“那么该如何治疗呢？”岐伯回答：“男子精气寒冷的，应该温补他的火；精液稀薄的，应该补益他的精髓；气力不足的，应该壮大他的气力；痰湿过多的，应该消除他的痰液；精液不通畅的，应该疏通水道；相火过旺的，应该补充他的精气；精液无法射出的，应该助长他的气力；气郁不舒的，应该疏导他的气机；天命不顺的，应该增强他的精力。这样，男子即使不能生育，也能恢复生育能力，但不可以只单纯补相火。女子子宫寒冷的，应该温暖她的子宫；脾胃虚寒的，应该温补她的脾胃；带脉紧张的，应该舒缓她的带脉；肝气郁结的，应该疏通她的肝气；痰湿过盛的，应该化解她的痰湿；相火过旺的，应该平衡她的相火；肾水不足的，应该滋补她的肾水；任督二脉失调的，应该调理她的任督二脉；膀胱气化不通的，应该补助她的肾气以促进膀胱气化；气血虚弱不能固胎的，应该补益她的气血以固胎。这样，女子即使不能生育，也能恢复生育能力，但不可以只单纯治疗她的子宫。”

雷公感叹道：“天师的言论，真是回天的妙法啊！但若按照天师的法子，男女还是不能生育怎么办呢？”岐伯回答：“那必定是夫妻二人的德行有亏。修养德行以助生子，岂是空话！”

陈士铎评述：男子无子的原因有九种，女子无子的原因有十种，似乎女子的问题多于男子。其实男女在本质上是一样的，懂得二者合一的道理，大致以健脾胃为主，脾胃健则肾也健，何必分男女呢？

—— 天人寿夭篇 ——

伯高太师问岐伯曰：余闻形有缓急，气有盛衰，骨有大小，肉有坚脆，皮有厚薄，可分寿夭，然乎？岐伯曰：人有形则有气，有气则有骨，有骨则有肉，有肉则有皮。形必与气相合也，皮必与肉相称也，气血经络必与形相配也。形充而皮肤缓者寿，形充而皮肤急者夭。形充而脉坚大者，气血之顺也，顺则寿。形充而脉小弱者，气血之衰也，衰则危。形充而颧不起者，肉胜于骨也，骨大则寿，骨小则夭。形充而大，肉䐃坚有分理者，皮胜于肉也，肉疏则夭，肉坚则寿。形充而大肉无分理者，皮仅包乎肉也，肉厚寿，肉脆夭。此天生人不可强也。故见则定人寿夭，即可测人生死矣。

少师问曰：诚若师言，人之寿夭，天定之矣，无豫于人乎？岐伯曰：寿夭定于天，挽回天命者，人也。寿夭听于天，戕贼其形骸，泻泄其精髓，耗散其气血，不必至天数而先夭者，天不任咎也。

少师曰：天可回乎？岐伯曰：天不可回，而天可节也。节天之有余，补人之不足，不亦善全其天命乎。伯高太师闻之曰：岐天师真善言天也。世人贼天之不足，乌能留人之有余哉。少师曰：伯高非知在人之夭者乎。在天之夭难回也，在人之夭易延也，吾亦修吾之天，以全天命乎。

陈远公曰： 天之夭难延，人之夭易延，亦训世延人之夭也。伯高之论因天师之教而推广之，不可轻天师而重伯高也。

译文

伯高太师向岐伯请教："我听说人的身体形态有缓急之分，气有盛衰之别，骨有大小不同，肉有坚脆差异，皮肤有厚薄差别，是否可以根据这些特征来判断人的寿命长短呢？"岐伯回答："人有形体就有气，有气就有骨，有骨就有肉，有肉就有皮。形体必须与气相合，皮肤必须与肌肉相称，气血经络必须与形体相配。如果形体充实而皮肤松弛，这样的人寿命长。如果形态充实而皮肤紧绷，这样的人寿命短。如果形体充实而脉搏坚实有力，这是气血顺畅的表现，这样的人寿命长。如果形体充实而脉搏细小无力，这是气血衰弱的表现，这样的人寿命短。如果形体充实但颧骨不突出，说明肌肉比骨骼发达，骨骼大的人寿命长，骨骼小的人寿命短。如果形体充实而肌肉坚实有纹理，说明皮肤比肌肉发达，肌肉松弛的人寿命短，肌肉坚实的人寿命长。如果形体充实但肌肉没有纹理，说明皮肤仅仅包裹着肌肉，肌肉厚实的人寿命长，肌肉脆弱的人寿命短。这些特征是天生的，不能强求。所以通过观察这些特征，就可以判断人的寿命长短，甚至预测生死。"

少师问道："如果如天师所说，人的寿命是由天注定的，岂不是人无法干预吗？"岐伯回答："寿命是天注定的，但人可以通过行为挽回天命。寿命的长短听天由命，但如果因为自己的不当行为，如伤害身体、耗散精髓、损耗气血，没到天数就先夭折，那就不是天的过错了。"

少师问："那么天命可以逆转吗？"岐伯回答："天命无法逆转，但是人可以通过节制来影响天命。通过节制天的有余之力，补足人力的不足，不也是在好好地完成自己的天命吗?”伯高太师听后感叹道:“岐天师真是善于论述天命啊!世人往往由于自身的不慎而使天赋的寿命缩短,哪里还能留住天命赋予的长寿呢?”少师说道:“伯高太师不是也知道人可以通过努力来延长寿命吗?天定的寿命难以延长,但人可以通过努力来延长寿命。我也要好好修养自己的天命,以完成自己的寿命。”

陈士铎评述: 天命的自然夭折难以延长,但由于人为原因造成的夭折却可以延长。这也是教育世人要注意延长生命的方法。伯高的论述是在天师教导基础上的推广,不应轻视天师而重视伯高。

—— 命根养生篇 ——

伯高太师复问岐伯曰:养生之道,可得闻乎?岐伯曰:愚何足以知之。伯高再问。岐伯曰:人生天地之中,不能与天地并久者,不体天地之道也。天锡人以长生之命,地锡人以长生之根。天地锡人以命根者,父母子之也。合父母之精以生人之身,则精即人之命根也。魂魄藏于精之中,魂属阳,魄属阴。魂趋生,魄趋死。夫魂魄皆神也,凡人皆有。神内存则生,外游则死。魂最善游,由于心之不寂也。

广成子谓抱神以静者,正抱心而同寂也。伯高曰:夫精者,非肾中之水乎?水性主动,心之不寂者,不由于肾之不静乎?岐伯曰:肾水之中有真火在焉,水欲下而火欲升,此精之所以不静也,精一动而心摇摇矣。然而制精之不动,仍在心之寂也。

伯高曰:吾心寂矣。肾之精欲动,奈何?岐伯曰:水火原相须也,无火则水不安,无水则火亦不安。制心而精动者,由于肾水之涸也,补先天之水以济心,则精不动而心易寂矣。

陈远公曰: 精出于水,亦出于水中之火也。精动由于火动,火不动则精安能摇乎?可见精动由于心动也。心动之极,则水火俱动矣,故安心为利精之法也。

译文

伯高太师再次向岐伯请教:“养生之道,可以为我讲讲吗?”岐伯回答:“我怎么能有资格知晓这么高深的道理呢？”伯高再三追问，岐伯说道：“人生活在天地之间，却不能与天地同寿长久，是因为没有遵循天地之道。天赋予人长寿的命，地赋予人长寿的根。天地赐予人的命根，就是父母给予的生命精华。父母的精气结合，孕育出人的身体，因此精气就是人的命根。魂魄藏于精气之中，魂属阳，魄属阴。魂追随生命，魄追随死亡。魂魄都是神明的表现，凡人皆有。神明在内则生，游离于外则死。魂最容易游离，是因为心不寂静。”

广成子说：“抱神以静，指的是安抚心神，使心神达到寂静。”伯高问：“那么，精气不是来自肾中的水吗？水性主动，心不能安静，是不是由于肾水不静呢？”岐伯解释道：“在肾水中，藏有真火。水向下流而火向上升，这就是精气不静的原因。精气一动，心神就会随之动摇。然而，要控制精气不动，关键还是在于使心神寂静。”

伯高又问：“我的心神已经寂静了，但肾中的精气仍想动怎么办呢？”岐伯答道：“水与火本来是相互依存的。没有火，水就不安定；没有水，火也不会安定。心神控制住而精气仍动，是因为肾水不足。补充先天之水以滋养心神，精气自然不会动，心神也容易寂静。”

陈士铎评述：精气源于水，也源于水中的火。精气的动是因为火在动，火不动，精气如何能摇动呢？因此，精气的动与心神的动是密切相关的。心神动到极致时，水火皆会受到影响。所以，安抚心神是养护精气的重要方法。

—— 救母篇 ——

容成问于岐伯曰：天癸之水，男女皆有之，何以妇人经水谓之天癸乎？岐伯曰：天癸水，壬癸之水也。壬水属阳，癸水属阴。二水者，先天之水也。男为阳，女为阴，故妇人经水以天癸名之，其实壬癸未尝不合也。容成曰：男子之精不以天癸名者，又何故欤？岐伯曰：精者，合水火名之，水中有火，始成其精。呼精而壬癸之义已包于内，故不以天癸名之。

容成曰：精与经同一水也，何必两名之？岐伯曰：同中有异也。男之精守而不溢，女之经满而必泄也。癸水者，海水也，上应月，下应潮。月有盈亏，潮有往来，女子之经水应之，故潮汐月有信，经水亦月有期也。以天癸名之，别其水为癸水，随天运为转移耳。容成曰：其色赤者何也？岐伯曰：男之精，阳中之阴也，其色白。女之经，阴中之阳也，其色赤。况流于任脉，通于血海，血与经合而成浊流矣。

容成曰：男之精亏而不溢者又何也？岐伯曰：女子阴有余，阳不足，故满而必泄。男子阳有余，阴不足，故守而不溢也。容成曰：味咸者何也？岐伯曰：壬癸之水，海水也，海水味咸，故天癸之味应之。

容成曰：女子二七经行，稚女不行经何也？岐伯曰：女未二七，则任冲未盛，阴气未动，女犹纯阳也，故不行经耳。容成曰：女过二七，不行经而怀孕者又何也？岐伯曰：女之变者也，名为暗经，非无经也。无不足，无有余，乃女中最贵者。终身不字，行调息之功，必长生也。

容成问曰：妇女经水上应月，下应潮，宜月无愆期矣，何以有至有不至乎？岐伯曰：人事之乖违也。天癸之水，生于先天，亦长于后天也。妇女纵欲伤任督之脉，则经水不应月矣。怀抱忧郁以伤肝胆，则经水闭而不流矣。容成曰：其故何也？岐伯曰：人非水火不生，火乃肾中之真火，水乃肾中之真水也。水火盛则经盛，水火衰则经衰。任督脉通于肾，伤任督未有不伤肾者。交接时纵欲泄精，精伤，任督之脉亦伤矣。任督脉伤，不能行其气于腰脐，则带脉亦伤，经水有至有不至矣。夫经水者，火中之水也。水衰不能制火，则火炎水降，经水必先期至矣。火衰不能生水，则水寒火冷，经水必后期至矣。经水之愆期，因水火之盛衰也。

容成曰：肝胆伤而经闭者，谓何？岐伯曰：肝藏血者也。然又最喜疏泄，胆与肝为表里也。胆木气郁，肝木之气亦郁矣。木郁不达，任冲血海皆抑塞不通，久则血枯矣。

容成曰：木郁何以使水之闭也？岐伯曰：心肾无暑不交者也。心肾之交接，责在胞胎，亦责在肝胆也。肝胆气郁，胞胎上交肝胆，不上交于心，则肾之气亦不交于心矣。心肾之气不交，各脏腑之气抑塞不通，肝克脾，胆克胃，脾胃受克，失其生化之司，何能资于心肾乎？水火未济，肝胆之气愈郁矣。肝胆久郁，反现假旺之象，外若盛，内实虚。肾因子虚，转去相济涸水，而郁火焚之，木安有余波以下泻乎？此木郁所以水闭也。鬼臾区问曰：气郁则血闭，血即经乎？岐伯曰：经水非血也。鬼臾区曰：经水非血，何以血闭而经即断乎？岐伯曰：经水者，天一之水也，出于肾经，故以经水名之。鬼臾区曰：水出于肾，色宜白矣，何赤乎？岐伯曰：经水者，至阴之精，有至阳之气存焉，故色赤耳，非色赤即血也。

鬼臾区曰：人之肾有补无泻，安有余血乎？岐伯曰：经水者，肾气所化，非肾精所泻也。女子肾气有余，故变化无穷耳。鬼臾区曰：气能化血，各经之血不从之而泻乎？岐伯曰：肾化为经，经化为血，各经气血无不随之而各化矣。是以肾气通则血通，肾气闭则血闭也。

鬼臾区曰：然则气闭宜责在肾矣，何以心肝脾之气郁而经亦闭也？岐伯曰：肾水之生，不由于三经，肾水之化，实关于三经也。鬼臾区曰：何也？岐伯曰：肾不通肝之气，则肾气不能开，肾不交心之气，则肾气不能上，肾不取脾之气，则肾气不能成，盖交相合而交相化也。苟一经气郁，气即不入于肾，而肾气即闭矣，况三经同郁，肾无所资，何能化气而成经乎。是以经闭者，乃肾气之郁，非止肝血之枯也。倘徒补其血，则郁不宣反生火矣，徒散其瘀，则气益微反耗精矣，非惟无益，而转害之也。

鬼臾区曰：大哉言乎！请勒之金石，以救万世之母乎。

陈远公曰：一篇救母之文，真有益于母者也。讲天癸无余义，由于讲水火无余义也。水火之不通，半成于人气之郁，解郁之法，在于通肝胆也，肝胆通则血何闭哉，正不必又去益肾也。谁知肝胆不郁而肾受益乎，郁之害亦大矣。

译文

容成问岐伯："天癸之水，男女皆有，为何只有妇人的月经被称为'天癸'呢？"岐伯答道："天癸之水是壬水和癸水的结合。壬水属阳，癸水属阴，这两种水是先天之水。男性属阳，女性属阴，所以妇人的月经被称为'天癸'。其实壬水与癸水一直都是相合的。"容成又问："为什么男子的精气不称为'天癸'呢？"岐伯答道："精气是水火相合的产物，水中有火，才能形成精气。'精'这个称呼本身已经包含了壬癸的意义，所以不称之为'天癸'。"

容成继续问："既然精气和经水同属一种水，为什么要有不同的名字呢？"岐伯解释道："虽然同为水，但有本质上的不同。男子的精气是守而不溢的，而女子的经水则是满而必泻的。癸水如同海水，上应月亮，下应潮汐，月亮有盈亏，潮汐有涨落，女子的经水也与此相应，所以月经如潮汐，每月定期。称之为'天癸'，是为了区别这种水为癸水，随着天体运行而变化。"容成又问："那么经水为何呈现红色呢？"岐伯答："男子的精气是阳中之阴，所以颜色为白；女子的经水是阴中之阳，所以颜色为红。况且经水流通于任脉，汇聚于血海，经水与血结合，形成混浊的流动。"

容成又问："男子精气亏损却不外溢，这是为何呢？"岐伯解释："女子阴气有余而阳气不足，所以满了就必然外溢；男子阳气有余而阴气不足，所以精气能守住而不外泻。"容成再问："为何经水的味道是咸的呢？"岐伯答道："壬癸之水如同海水，海水的味道是咸的，所以天癸的味道也应是咸的。”

容成又问：“女子到十四岁开始行经，为什么幼女没有月经呢？”岐伯答：“在女子十四岁之前，任脉和冲脉未发育完全，阴气尚未开始运行，女孩还处在纯阳状态，所以没有月经。”容成接着问：“有的女子过了十四岁不行经，但却怀孕了，这是为何呢？”岐伯答：“这是女子体质的特殊变化，称为‘暗经’，并不是没有月经。她们既没有不足，也没有过剩，是女子中最尊贵的类型。如果终身不嫁，专心修炼调息之法，必定能够长生。”

容成又问：“女子的经水上应月亮，下应潮汐，按理应当月月准时，为何有时会迟来或不来呢？”岐伯解释：“这是因为人的行为背离了自然。天癸之水源于先天，但也成长于后天。如果妇女过度纵欲，伤及任督二脉，月经就不会准时；如果她们心怀忧郁，伤及肝胆，经水就会闭塞不流。”

容成问：“这其中的道理是什么呢？”岐伯回答：“人若没有水火的协调，便无法生存。火是肾中的真火，水是肾中的真水。水火旺盛则经水充盛，水火衰弱则经水稀少。任督二脉通于肾，伤了任督就必然伤及肾脏。性交时过度纵欲，耗损精气，伤及任督二脉，导致气无法在腰腹间运行，进而带脉也受损，经水有时来，有时不来。经水是火中之水，如果水弱不能控制火，火势旺盛，经水就会提前来；如果火弱无法生水，水寒火冷，经水就会推迟。经水的周期紊乱，是因为水火的盛衰所致。”

容成再问：“肝胆受伤导致月经停止，是为什么呢？”岐伯解释：“肝脏是藏血的器官，但也最喜欢疏泄。胆和肝是内外关系，胆的木气郁结，肝的木气也会郁结。木气郁结不能通达，任脉和冲脉的血海都会阻塞不通，时间久了血就会枯竭。”

容成又问：“木气郁结为何会导致经水闭塞呢？”岐伯解释：“心肾之间的气要相交。心和肾的相交，责任在胞胎，也在于肝胆。肝胆的气郁结，胞胎向上与肝胆相交，不与心相交，那么肾的气也不会与心相交。心和肾的气不相交，各个脏腑的气都会阻塞不通，肝克制脾，胆克制胃，脾胃受到克制，失去了生化的功能，怎么能资助心和肾呢？水火不相交，肝胆的气更加郁结了。肝胆长时间郁结，反而表现出虚假的旺盛现象，外表看似旺盛内部实际上是虚弱的。肾因为虚弱转而去帮助干涸的水，而郁结的火焚烧它，木气怎么会有多余的波动向下排泄呢？这就是木气郁结导致经水停止的原因。”

鬼臾区插话道：“气郁则血闭，血就是经水吗？”岐伯答：“经水不是单纯的血。”鬼臾区问：“经水不是血，为什么血闭了，经水就断了呢？”岐伯答：“经水是天一之水，源自肾经，所以称为‘经水’。”鬼臾区又问：“既然经水出自肾，颜色应当是白色，为何是红色的呢？”岐伯答：“经水是至阴之精中含有至阳之气，所以呈现红色。这并不意味着红色就是血。”鬼臾区再问：“人的肾只能补充而不能泻出，怎么会有多余的血呢？”岐伯解释：“经水是肾气所化，并非肾精所泄。女子肾气充足，所以变化无穷。”鬼臾区问：“气能够化生血，各个经络的血不都随之而泄吗？”岐伯回答：“肾气化为经水，经水化为血，各经的气血都随之而化。所以，肾气通畅则血液流通，肾气闭塞则血液闭塞。”

鬼臾区问：“那么气闭的责任应在肾，为什么心肝脾的气郁也会导致经水闭塞呢？”岐伯答：“肾水的生成虽然不依赖这三经，但肾水的化生却与这三经息息相关。”鬼臾区问：“这是为什么呢？”岐伯解释：“肾气如果不通肝气，肾气就无法开启；肾气如果不交心气，肾气就无法上行；肾气如果不借助脾气，肾气就无法生成。这是相互交合、相互转化的关系。如果其中一经气郁，气就无法进入肾，肾气也就随之闭塞。何况三经同时郁结，肾气没有来源，怎么能化生气血，形成经水呢？因此，经水闭塞是因为肾气郁结，并不仅仅是肝血枯竭。如果只补充血液，郁结得不到疏解，反而会生火；如果只散瘀，气血更虚弱，精气也会随之消耗。这不仅无益，反而有害。”

鬼臾区感叹道：“这是伟大的言论啊！应当将这些道理刻在金石上，以救护世上千千万万的母亲。”

陈士铎评述：这篇“救母篇”确实对母亲们大有益处。它讲解天癸与水火的密切关系，说明水火不通，多半是由气郁引起的。解郁的关键在于疏通肝胆，肝胆气通，血液自然流畅，不必再特别补肾。谁能想到肝胆通畅后，肾也会因此受益呢？郁结的危害实在太大了。

—— 红铅损益篇 ——

容成问曰：方士采红铅接命，可为训乎？岐天师曰：慎欲者，采之服食延寿，纵欲者，采之服食丧躯。容成曰：人能慎欲，命自可延，何藉红铅乎？岐伯曰：红铅，延景丹也。容成曰：红铅者，天癸水也。虽包阴阳之水火，溢满于外，则水火之气尽消矣，何以接命乎？

岐伯曰：公之言论天癸则可，非论首经之红铅也。经水甫出户辄色变，独首经之色不遽变者，全其阴阳之气也。男子阳在外，阴在内；女子阴在外，阳在内。首经者，坎中阳也。以坎中之阳补离中之阴，益乎？不益乎？独补男有益，补女有损。补男者，阳以济阴也；补女者，阳以亢阳也。容成曰：善。

陈远公曰：红铅何益于人，讲无益而成有益者，辨其既济之理也。谁谓方士非恃之以接命哉。

译文

容成问道："方士们采集红铅来延续生命，这种方法是否可靠？"岐伯回答："能够节欲的，采集和服用红铅可以延年益寿；纵欲的人，采集和服用红铅反而会损害身体。"容成又问："一个人如果能节欲，命就可以延长了，又何必依赖红铅呢？"岐伯解释道："红铅是可以延寿的延景丹。"容成追问："红铅本质上是天癸之水，虽然包含阴阳的水火之气，但一旦过多溢出，水火之气就会消散，如何能够延续生命呢？"

岐伯回答："你所说的关于天癸的理论是对的，但这不适用于讨论首经的红铅。经水一旦流出，颜色就会改变，唯独首经的颜色不立即改变，因为它保留了阴阳之气。男子的阳气在外，阴气在内；女子的阴气在外，阳气在内。首经是坎中的阳气，用坎中的阳气去补充离中的阴气，这难道没有益处吗？唯独对男子有益，而对女子有害。补充男子时，阳气帮助阴气调和；而补充女子时，阳气反而让阳气更加旺盛，产生亢阳的情况。"容成说道："讲得好。"

陈士铎评述：红铅对人的益处，老说它无益却能转化为有益，只有明辨阴阳调和的道理，才能发挥它的效果。谁能说方士们不依赖红铅来延续生命呢？

—— 初生微论篇 ——

容成问曰：人之初生，目不能睹，口不能餐，足不能履，舌不能语，三月而后见，八月而后食，期岁而后行，三年而后言，其故何也？岐伯曰：人之初生，两肾水火未旺也。三月而火乃盛，故两目有光也。八月而水乃充，故两龈有力也。期岁则髓旺而膑生矣。三年则精长而囟合矣。男十六天癸通，女十四天癸化。

容成曰：男以八为数，女以七为数，予知之矣。天师于二八、二七之前，《内经》何未言也？岐伯曰：《内经》首论天癸者，叹天癸难生易丧也。男必至十六而天癸满，年末十六皆未满之日也。女必至十四而天癸盈，年未十四皆未满之日也。既满既盈，又随年俱耗，示人宜守此天癸也。

容成曰：男八八之后犹存，女七七之后仍在，似乎天癸之未尽也，天师何以七七八八之后不再言之欤？岐伯曰：予沦常数耳。常之数可定，变之数不可定也。予所以论常不论变耳。

陈远公曰：人生以天癸为主，有则生，无则死也。常变之说，惜此天癸也。二七、二八之论，亦可言而言之，非不可言而不言也。

译文

容成问道："人刚出生时，眼睛看不见，嘴巴不能吃东西，脚不能走路，舌头不能说话。三个月后才能看见，八个月后才能吃东西，一岁后才能走路，三岁后才能说话，这是为什么呢？"岐伯回答："人刚出生时，肾中的水火之气尚未旺盛。三个月时，火气开始盛，所以眼睛开始有光；八个月时，水气充足，所以牙龈有力；一岁时，骨髓充盈，膝盖骨逐渐形成；三岁时，精气增长，囟门闭合。男子十六岁时天癸通，女子十四岁时天癸化。"

容成又问："男子以八为数，女子以七为数，这我明白。但天师，为何在男子的二八（16 岁）和女子的二七（14 岁）之前，《内经》没有提到呢？"岐伯答道："《内经》首先提到天癸，是感叹天癸难以生成而容易消耗。男子必须到十六岁时天癸才充盈，十六岁之前天癸尚未完全。女子必须到十四岁时天癸才满盈，十四岁之前天癸未满。天癸一旦充盈，之后便随着年岁消耗，提醒人们要珍惜和守护这天赐的精气。"

容成问："男子过了八八（64 岁）后仍有生机，女子过了七七（49 岁）后仍在生存，似乎天癸还未完全耗尽。为何天师不再讨论七七、八八之后的情况呢？"岐伯回答："我所讨论的是常数，常规的数目是可以确定的，而变化的数目是不可预定的。所以我只论常规，而不论变化。"

陈士铎评述：人生以天癸为根本，有天癸则生，无天癸则亡。常与变的讨论，是为了提醒人们珍惜天癸。关于二七、二八的讨论，当然是可以说的，而并非不能说。

—— 骨阴篇 ——

鸟师问于岐伯曰：婴儿初生，无膝盖骨何也？岐伯曰：婴儿初生，不止无膝盖骨也，囟骨、耳后完骨皆无之。鸟师曰：何故也？岐伯曰：阴气不足也。阴气者，真阴之气也。婴儿纯阳无阴，食母乳而阴乃生，阴生而囟骨，耳后完骨、膝盖骨生矣。生则儿寿，不生则夭。

鸟师曰：其不生何也？岐伯曰：三骨属阴，得阴则生，然亦必阳旺而长也。婴儿阳气不足，食母乳而三骨不生，其先天之阳气亏也。阳气先漓，先天已居于缺陷，食母之乳，补后天而无余，此三骨之所以不生也。三骨不生，又焉能延龄乎！

鸟师曰：三骨缺一，亦能生乎？岐伯曰：缺一则不全乎其人矣。鸟师曰：请悉言之。岐伯曰：囟门不合则脑髓空也，完骨不长则肾宫虚也，膝盖不生则双足软也。脑髓空则风易入矣，肾宫虚则听失聪矣，双足软则颠仆多矣。鸟师曰：吾见三骨不全，亦有延龄者，又何故欤？岐伯曰：三者之中，惟耳无完骨者亦有延龄，然而疾病不能无也。若囟门不合、膝盖不生，吾未见有生者，盖孤阳无阴也。

陈远公曰：孤阳无阴，人则不生，则阴为阳之天也。无阴者，无阳也。阳生于阴之中，阴长于阳之外，有三骨者，得阴阳之全也。

译文

鸟师向岐伯请教："婴儿初生时没有膝盖骨，这是为什么呢？"岐伯回答："婴儿初生时不仅没有膝盖骨，连囟骨和耳后的完骨也没有。"鸟师又问："这是为什么呢？"岐伯答道："这是因为婴儿的阴气不足。阴气是指真阴之气。婴儿出生时是纯阳之体，没有阴气。只有通过哺乳，阴气才逐渐生成，阴气生成后，囟骨、耳后完骨和膝盖骨才会生长。骨生长则婴儿能够长寿，骨不生则天命难长。"

鸟师问："如果这些骨不生长，是为什么呢？"岐伯解释："三骨属阴，得阴气则生长，但必须依赖阳气的旺盛来促使其成长。如果婴儿阳气不足，靠哺乳无法使三骨生长，那是因为先天阳气亏损。阳气先流失，先天的状态就已经缺陷，哺乳补充后天之气，却无法补充余气，所以三骨无法生长。三骨不生，如何能够长寿呢？"

鸟师接着问："如果三骨缺一，是否仍能生长呢？"岐伯答："若缺一，人的发育就不完全了。"鸟师又问："请详细解释。"岐伯说道："囟门不合，脑髓空虚；完骨不长，肾宫虚弱；膝盖不生，双脚软弱。脑髓空虚，外风容易侵入；肾宫虚弱，听觉会受损；双脚软弱，容易摔倒。"鸟师继续问："我曾见过三骨不全的人也有长寿的，这是为何呢？"岐伯答道："在三骨之中，唯独耳后无完骨者有可能长寿，但仍会伴随疾病。若囟门不合或膝盖不生，我从未见过有能够长寿的，因为这种情况是孤阳无阴。"

陈士铎评述： 孤阳无阴，人无法存活，这说明阴是阳的根本。没有阴气就没有阳气，阳气生于阴中，阴气成长于阳之外，三骨健全的人，便是阴阳平衡的人。

二 卷

媾精受妊篇

雷公问曰：男女媾精而受妊者，何也？岐伯曰：肾为作强之官，故受妊而生人也。雷公曰：作强而何以生人也？岐伯曰：生人者，即肾之技巧也。雷公曰：技巧属肾之水乎，火乎？岐伯曰：水火无技巧也。雷公曰：离水火又何以出技巧乎？岐伯曰：技巧成于水火之气也。

雷公曰：同是水火之气，何生人有男女之别乎？岐伯曰：水火气弱则生女，水火气强则生男。雷公曰：古云女先泄精则成男，男先泄精则成女，今曰水火气弱则生女，水火气强则生男何也？

岐伯曰：男女俱有水火之气也，气同至则技巧出焉，一有先后，不成胎矣。男泄精，女泄气，女子泄精则气脱矣，男子泄气则精脱矣，乌能成胎？

雷公曰：女子不泄精，男不泄气，何以受妊乎？岐伯曰：女气中有精，男精中有气，女泄气而交男子之精，男泄精而合女子之气，此技巧之所以出也。

雷公曰：所生男女，有强有弱，自分于父母之气矣，但有清浊寿夭之异何也？岐伯曰：气清则清，气浊则浊，气长则寿，气促则夭，皆本于父母之气也。

雷公曰：生育本于肾中之气，余已知之矣，但此气也，豫于五脏七腑之气乎？岐伯曰：五脏七腑之气，一经不至，皆不成胎。

雷公曰：媾精者，动肾中之气也，与五脏七腑何豫乎？岐伯曰：肾藏精，亦藏气。藏精者，藏五脏七腑之精也。藏气者，藏五脏七腑之气也。藏则俱藏，泄则俱泄。

雷公曰：泄气者，亦泄血乎？岐伯曰：精即血也。气无形，血有形，无形化有形，有形不能化无形也。雷公曰：精非有形乎？岐伯曰：精虽有形，而精中之气正无形也，无形隐于有形，故能静能动，动则化耳，化则技巧出矣。雷公曰：微哉言乎！请传之奕祀，以彰化育焉。

陈士铎曰：男女不媾精，断不成胎。胎成于水火之气，此气即男女之气也。气藏于精中，精虽有形而实无形也。形非气乎，故成胎即成气之谓。

译文

雷公向岐伯请教："男女交合精气而受孕，这是为什么？"岐伯回答："肾是主管生殖的官，所以能够孕育生命。"雷公又问："肾如何繁衍后代呢？"岐伯答道："繁衍后代是肾的妙法之一。"雷公问："这种技巧属于肾中的水气还是火气？"岐伯解释："水火本身并没有所谓的技巧。"雷公继续追问："如果水火没有技巧，如何能够产生生育的奇妙？"岐伯回答："这种技巧来源于水火的气机。"

雷公又问："同样是水火之气，为什么会生出男女之别？"岐伯答道："如果水火之气较弱，则生女；如果水火之气较强，则生男。"雷公问："古人说'女子先泄精则生男，男子先泄精则生女'，现在您说水火之气强则生男，水火之气弱则生女，这是为什么？"

岐伯解释："男女皆有水火之气。若两人的气机同时达到，技巧自然出现；若有先后，则无法成胎。男子泄精，女子泄气。如果女子先泄精，则气随之而失；如果男子先泄气，则精随之而失，怎能成胎呢？"

雷公又问："如果女子不泄精，男子不泄气，如何受孕呢？"岐伯回答："女子的气中包含精，男子的精中包含气。女子泄气而合男子之精，男子泄精而合女子之气，这就是生育的技巧所在。"

雷公再问："所生的男女，有的强壮，有的虚弱，这自与父母之气有关。但为何还有清浊、长寿和夭折的差异呢？"岐伯解释："气清则生清，气浊则生浊；气长则寿，气短则夭。这些都源于父母的气机。"

雷公说道："生育本于肾中之气，这一点我已经明白。但这种气是否与五脏六腑的气有关呢？"岐伯答道："五脏六腑的气机，任何一经不通，胎儿就不能形成。"

雷公问："交合精气，是激发肾中的气，与五脏六腑有什么关系呢？"岐伯回答："肾藏精，也藏气。所谓藏精，是藏五脏六腑之精；藏气，则是藏五脏六腑之气。精与气一同藏，一同泄。"

雷公继续问："泄气时也意味着泄血吗？"岐伯答道："精即是血。气是无形的，血是有形的；无形的气能化为有形的血，但有形的血不能化为无形的气。"雷公不解："精难道不是有形的吗？"岐伯解释："精虽然是有形的，但精中的气确实是无形的。无形的气藏于有形的精中，因此精既能静也能动。动则化，化则技巧自然显现。"雷公感叹道："这真是深奥的道理，请将此言传诸后世，以彰显生育之妙。"

陈士铎评述：男女不交合精气，便无法成胎。胎儿的形成源于水火之气，这种气正是男女的精气。气藏于精中，精虽有形而实质为无形，胎的形成即是气凝聚的体现。

—— 社生篇 ——

少师问曰：人生而白头何也？岐伯曰：社日生人，皮毛皆白，非止鬓发之白也。少师曰：何故乎？岐伯曰：社日者，金日也。皮毛须鬓皆白者，得金之气也。少师曰：社日非金也，天师谓之金日，此余之未明也。岐伯曰：社本土也，气属金。社日生人，犯金之气，金气者，杀气也。少师曰：人犯杀气，宜夭矣，何又长年乎？岐伯曰：金中有土，土乃生气也。人肺属金，皮毛亦属金，金之杀气得土则生，逢金则斗，社之金气伐人皮毛，不入人脏腑，故得长年耳。

少师曰：社日生人，皮毛鬓发不尽白者，又何故欤？岐伯曰：生时不同也。少师曰：何时乎？岐伯曰：非巳午时，必辰戌丑未时也。少师曰：巳午火也，火能制金之气宜矣。辰戌丑未土也，不助金之气乎？岐伯曰：社本土也，喜生恶泄，得土则生，生则不克矣。

少师曰：同是日也，何社日之凶如是乎？岐伯曰：岁月日时俱有神司之，社日之神与人最亲，其性最喜洁也，生产则秽矣，两气相感，儿身受之，非其煞之暴也。

少师曰：人生有记赤如朱，青如靛，黑如锅，白如雪，终身不散，何也？岂亦社日之故乎？岐伯曰：父母交媾，偶犯游神，为神所指，志父母之过也。少师曰：色不同者何欤？岐伯曰：随神之气异也。少师曰：记无黄色者，何也？岐伯曰：黄乃正色，人犯正神，不相校也，故亦不相指，不相指，故罔所记耳。

陈远公曰：社日生人，说来有源有委，非孟浪成文者可比。

译文

少师问道："有些人生下来就头发白，这是为什么呢?"岐伯回答："在社日出生的人，皮肤和毛发都会发白，不仅仅是头发白。"少师又问："这是什么原因呢?"岐伯解释道："社日是金日，皮肤和毛发全白的人是因为受到了金气的影响。"少师接着问："社日并不是金日，天师为何称之为金日呢?这点我还不太明白。"岐伯答道："社日本属于土日，但其气属于金。社日出生的人犯了金气。金气是一种杀气。"少师问："人若犯了杀气，应该早夭，为什么还能长寿呢?"岐伯答道："金气中包含土气，而土气是生气。人的肺属金，皮毛也属金。金的杀气若得土气则能转化为生气，遇到金气就会争斗。社日的金气只伤及人的皮毛，并未进入内脏，因此这些人能够长寿。"

少师又问："社日出生的人，有些皮毛头发并未完全变白，这是为什么呢?"岐伯答道："这是因为出生的时辰不同。"少师接着问："是哪些时辰呢?"岐伯答道："若不是巳午时，那便是辰、戌、丑、未时。"少师说道："巳午是火时，火能够制约金气，这是可以理解的。但辰、戌、丑、未时是土时，难道不会增强金气吗?"岐伯解释："社日本属土，土气喜生不喜泄。若得土气滋生，金气就不会克制人体了。"

少师继续问："同样是一天，为什么社日会这么凶险呢?"岐伯答道："岁、月、日、时都有神灵掌管，社日的神灵最贴近人类，它最喜洁净，而生产本身是带有污秽的。两种气相互作用，婴儿的身体便受其影响，并不是因为杀气突然暴发。"

少师又问："有些人生来身体上有记号，颜色如朱红、青靛、锅黑、雪白，终生不褪，这是为什么?难道也是社日的缘故吗?"岐伯答："父母在交合时，偶然犯了游神，因而受到神灵的标记，以示父母有过失。"少师问："为什么这些记号颜色各不相同呢?"岐伯答："这是由于神灵的气息不同所致。"少师又问："为什么没有黄色的记号呢?"岐伯答："黄色是正色，正神不会与人纠缠对抗，所以也不会指责，不指责，就不会有什么记载了。"

陈士铎评述：社日出生的人，其论述有源有据，不是随意杜撰的文字。

—— 天厌火衰篇 ——

容成问曰：世有天生男子音声如女子，外势如婴儿，此何故欤？岐伯曰：天厌之也。容成曰：天何以厌之乎？岐伯曰：天地有缺陷，安得人尽皆全乎？容成曰：天未尝厌人，奈何以天厌名之？岐伯曰：天不厌而人必厌也。天人一道，人厌即天厌矣。

容成曰：人何不幸成天厌也？岐伯曰：父母之咎也。人道交感，先火动而后水济之。火盛者，生子必强，火衰者，生子必弱；水盛者，生子必肥，水衰者，生子必瘦。天厌之人，乃先天之火微也。

容成曰：水火衰盛，分强弱肥瘦宜也，不宜外阳之细小。岐伯曰：肾中之火，先天之火，无形之火也；肾中之水，先天之水，无形之水也。火得水而生，水得火而长，言肾内之阴阳也。水长火则水为火之母，火生水则火为水之母也。人得水火之气以生身，则水火即人之父母也。天下有形不能生无形也，无形实生有形。外阳之生，实内阳之长也，内阳旺而外阳必伸。内阳旺者，得火气之全也。内阳衰矣，外阳亦何得壮大哉。

容成曰：火既不全，何以生身乎？岐伯曰：孤阴不生，孤阳不长。天厌之人，但火不全耳，未尝无阴阳也。偏于火者，阳有余而阴不足；偏于水者，阴有余而阳不足也。阳既不足，即不能生厥阴之宗筋，此外阳之所以屈而不伸也，毋论刚大矣。容成曰：善。

陈远公曰：外阳之大小，视水火之偏全，不视阴阳之有无耳。说来可听。

译文

容成问道：“世上有些男人的声音像女人，外貌也像婴儿，这是为什么呢？”岐伯回答：“这是因为天厌。”容成追问：“天为何会厌弃这些人呢？”岐伯解释：“天地间本就有缺陷，怎么能让每个人都完美无缺呢？”容成说：“天从未厌弃过人，为什么称为‘天厌’呢？”岐伯答道：“天不直接厌弃，但人却会厌弃这种现象。天人是一体的，若人厌弃了，也就是天厌了。”

容成继续问：“为什么这些人如此不幸，会成为天厌之人呢？”岐伯答道：“这是父母的过错。人在交合时，先火动后水相济，火旺的人生出的孩子必定强壮，火衰的人生的孩子则虚弱；水旺的人生的孩子必定肥胖，水衰的人生的孩子则瘦弱。天厌之人，就是先天之火不足的结果。”

容成又问：“水火的盛衰决定了孩子的强弱肥瘦，这很好理解，但为什么这些人的外部生殖器会细小呢？”岐伯解释道：“肾中的火是先天之火，是无形之火；肾中的水是先天之水，是无形之水。火得水而生，水得火而长，这便是肾中阴阳的关系。水为火之母，火为水之母。人得水火之气以生身，因此水火就是人的父母。凡是有形的事物不能生成无形的，反而无形之物能生成有形之物。外阳（生殖器）的生长，实际上是内阳（肾中之火）旺盛的表现，内阳旺盛，外阳必定发育。内阳旺盛，是因为火气充足。内阳衰弱，外阳也就无法长大。”

容成问：“既然火不足，为何还能生出身体呢？”岐伯答道：“孤阴不能生，孤阳不能长。天厌之人，只是火气不全，并非完全没有阴阳。偏火之人，阳气有余而阴气不足；偏水之人，阴气有余而阳气不足。阳气不足，无法生成厥阴之宗筋，因此外阳无法伸展，更谈不上刚强和发达。”容成说：“讲得好。”

陈士铎评述：外阳的大小，取决于水火的偏盛或偏衰，而不是阴阳的有无。这番解释合情合理，值得听取。

—— 经脉相行篇 ——

雷公问曰：帝问脉行之逆顺若何，余无以奏也，愿天师明教以闻。岐伯曰：十二经脉，有自上行下者，有自下行上者，各不同也。雷公曰：请悉言之。岐伯曰：手之三阴从脏走手，手之三阳从手走头，足之三阳从头走足，足之三阴从足走腹，此上下相行之数也。

雷公曰：尚未明也。岐伯曰：手之三阴，太阴肺、少阴心、厥阴包络也。手太阴从中府走大指之少商，手少阴从极泉走小指之少冲，手厥阴从天池走中指之中冲，皆从脏走手也。手之三阳，阳明大肠、太阳小肠、少阳三焦也。手阳明从次指商阳走头之迎香，手太阴从小指少泽走头之听宫，手少阳从四指关冲走头之丝竹空，皆从手走头也。

足之三阳，太阳膀胱、阳明胃、少阳胆也。足太阳从头睛明走足小指之至阴，足阳明从头头维走足次指之厉兑，足少阳从头前关走四指之窍阴，皆从头走足也。足之三阴，太阴脾、少阴肾、厥阴肝也。足太阴从足大指内侧隐白走腹之大包，足少阴从足心涌泉走腹之俞府，足厥阴从足大指外侧大敦走腹之期门，皆从足走腹也。

雷公曰：逆顺若何？岐伯曰：手之阴经，走手为顺，走脏为逆也；手之阳经，走头为顺，走手为逆也；足之阴经，走腹为顺，走足为逆也；足之阳经，走足为顺，走头为逆也。

雷公曰：足之三阴，皆走于腹，独少阴之脉下行何也？岂少阴经易逆难顺乎？岐伯曰：不然。天冲脉者，五脏六腑之海也，五脏六腑皆禀焉。其上者，出于颃颡，渗诸阳，灌诸精，下注少阴之大络，出于气冲，循阴阳内廉入腘中，伏行胻骨内，下至内踝之后，属而别，其下者，并由少阴经渗三阴。其在前者，伏行出跗属，下循跗，入大指间，渗诸络而温肌肉，故别络邪结则跗上脉不动，不动则厥，厥则足寒矣。此足少阴之脉少异于三阴而走腹则一也。雷公曰：其少异于三阴者为何？岐伯曰：少阴肾经，中藏水火，不可不曲折以行，其脉不若肝脾之可直行于腹也。雷公曰：其走腹则一者何？岐伯曰：肾之性喜逆行，故由下而上，盖以逆为顺也。雷公曰：逆行宜病矣。岐伯曰：逆而顺故不病。若顺走是违其性矣，反生病也。

雷公曰：当尽奏之。岐伯曰：帝问何以明之。公奏曰以言导之，切而验之，其髁必动，乃可以验逆顺之行也。雷公曰：谨奉教以闻。

陈远公曰：十二经脉有走手走足走头走腹之异，各讲得凿凿，其讲顺逆不同处，何人敢措一辞。

译文

雷公问道：“黄帝曾询问脉行的逆顺，但我无法答复。希望天师能为我讲解。”岐伯回答：“十二经脉中，有的从上往下运行，有的从下往上运行，各不相同。”雷公问：“请详细说明。”岐伯解释：“手的三条阴经从脏器走向手，手的三条阳经从手走向头；足的三条阳经从头走向足，足的三条阴经从足走向腹部。这就是上下相行的规律。”

雷公问：“我仍然不太明白。”岐伯进一步解释：“手的三条阴经分别是太阴肺经、少阴心经、厥阴包络经。手太阴肺经从中府开始，走到拇指的少商穴；手少阴心经从极泉开始，走到小指的少冲穴；手厥阴包络经从天池开始，走到中指的中冲穴。它们都是从脏器走向手。手的三条阳经分别是，阳明大肠经、太阳小肠经、少阳三焦经。手阳明大肠经从食指的商阳穴走向头部的迎香穴；手太阳小肠经从小指的少泽穴走向头部的听宫穴；手少阳三焦经从无名指的关冲穴走向头部的丝竹空穴。它们都是从手走向头部。”

“足的三条阳经分别是，太阳膀胱经、阳明胃经、少阳胆经。足太阳膀胱经从头部的睛明穴走到小趾的至阴穴；足阳明胃经从头部的头维穴走到次趾的厉兑穴；足少阳胆经从头部的前关穴走到四趾的窍阴穴。它们都是从头部走向足部。足的三条阴经分别是太阴脾经、少阴肾经、厥阴肝经。足太阴脾经从踇趾的隐白穴走向腹部的大包穴；足少阴肾经从足心的涌泉穴走向腹部的俞府穴；足厥阴肝经从踇趾外侧的大敦穴走向腹部的期门穴。它们都是从足走向腹部。”

雷公又问：“那逆顺是如何划分的呢？”岐伯回答：“手的阴经，从脏器走向手为顺，从手走向脏器为逆；手的阳经，从手走向头为顺，从头走向手为逆。足的阴经，从足走向腹部为顺，从腹部走向足为逆；足的阳经，从足走向头为顺，从头走向足为逆。”

雷公问：“足的三条阴经都走向腹部，唯独少阴肾经下行，这是为什么？难道少阴经容易逆行难以顺行吗？”岐伯解释道：“并非如此。天冲脉是五脏六腑之气的海洋，五脏六腑都依赖它。其上部出于颃顶，渗入阳经，注入精气，向下流入少阴的大络穴，出于气冲穴，沿着内外两侧入膝腘中，沿小腿胫骨内侧深层下行，最终到达内踝后部，在此分为两支，其下分支与足少阴肾经并行，其气血渗透于三条阴经。其前方分支，从足背出，向下循行，进入大脚趾间，渗入各条络脉，以温暖肌肉。如果别络受阻，则脉不流动，导致厥症，足部便会感到寒冷。这是足少阴肾经不同于其他三阴经的原因。”雷公问：“足少阴经与其他三阴经不同之处在哪里？”岐伯答道：“少阴肾经内藏水火，所以其经脉运行曲折，不像肝经和脾经那样可以直行于腹部。”雷公接着问：“那足三阴经走腹部这一点为什么一致呢？”岐伯解释道：“肾的性质喜欢逆行，所以从下往上，逆行即是顺行。”雷公问：“逆行不容易导致疾病吗？”岐伯解释：“逆行即是顺行，所以不会生病。如果顺行，反而违背了肾的本性，会导致疾病。”

雷公说道：“我会将您的教诲呈报。”岐伯回答：“黄帝是如何验证这些道理的呢？”雷公答道：“通过用语言引导，手法触诊，细细检查，如果关节能感受到脉动，就可以验证经脉的逆顺运行。”

陈士铎评述：十二经脉的运行路径有手、足、头、腹之分，讲得非常清楚。其逆顺的不同之处，谁敢妄加评论呢？

—— 经脉终始篇 ——

雷公问于岐伯曰：十二经之脉既有终始，《灵》《素》详言之。而走头、走腹、走足、走手之义，尚未明也，愿毕其辞。岐伯曰：手三阳从手走头，足三阳从头走足，乃高之接下也。足三阴从足走腹，手三阴从腹走手，乃卑之趋上也。阴阳无间，故上下相迎，高卑相迓，与昼夜循环同流而不定耳。夫阴阳者，人身之夫妇也，气血者，人身之阴阳也。夫倡则妇随，气行则血赴。气主煦之，血主濡之。乾作天门，大肠司其事也；巽作地户，胆持其权也；泰居艮，小肠之昌也；否居坤，胃之殃也。

雷公曰：善。请言顺逆之别？岐伯曰：足三阴自足走腹，顺也；自腹走足，逆也。足三阳自头走足，顺也；自足走头，逆也。手三阴自藏走手，顺也；自手走藏，逆也。手三阳自手走头，顺也；自头走手，逆也。夫足之三阴，从足走腹，惟足少阴肾脉绕而下行，与肝脾直行者，以冲脉与之并行也，是以逆为顺也。

陈远公曰：十二经有头腹手足之殊，有顺中之逆，有逆中之顺，说得更为明白。

译文

雷公向岐伯请教："十二经脉的终始，已经在《灵枢》《素问》两书中详细说明了。但是经脉走头、走腹、走足、走手的意义还不太明白，希望天师能为我讲解完整的道理。"岐伯回答："手的三阳经从手走向头，足的三阳经从头走向足，这是高处接纳低处的运行；足的三阴经从足走向腹部，手的三阴经从腹走向手，这是低处趋向高处的运行。阴阳之间没有间隔，因此上下相互呼应，高处与低处彼此接纳，如同昼夜循环不定。阴阳在人体中，如同夫妻；气血在人体中，如同阴阳。夫唱妇随，气行则血动。气主管温煦，血主管滋润。乾作天门，大肠掌管其事务；巽作地户，胆负责其权衡；泰居艮位，小肠昌盛；否居坤位，胃受灾殃。"

雷公说道："讲得很好，请继续谈谈顺逆的区别。"岐伯解释："足三阴经从足走向腹部是顺，从腹部走向足部是逆。足三阳经从头走向足部是顺，从足部走向头部是逆。手三阴经从脏器走向手部是顺，从手部走向脏器是逆。手三阳经从手走向头部是顺，从头部走向手部是逆。足的三阴经从足走向腹部，唯有足少阴肾经绕行并下行，与肝脾经的直行不同，因为冲脉与它并行，所以逆行反而成为顺行。”

陈士铎评述：十二经脉中有头、腹、手、足的不同运行方式，也有顺中之逆、逆中之顺的道理，讲得非常清晰明了。

经气本标篇

雷公问于岐伯曰：十二经气有标本乎？岐伯曰：有之。雷公曰：请言标本之所在？岐伯曰：足太阳之本，在跟以上五寸中，标在两络命门；足少阳之本，在窍阴之间，标在窗笼之前；足少阴之本，在内踝下三寸中，标在背腧；足厥阴之本，在行间上五寸所，标在背腧；足阳明之本，在厉兑，标在人迎颊挟颃颡；足太阴之本，在中封前上四寸中，标在舌本；手太阳之本，在外踝之后，标在命门之上一寸；手少阳之本在小指次指之间上二寸，标在耳后上角下外眦；手阳明之本，在肘骨中上至别阳，标在颜下合钳上；手太阴之本，在寸口中，标在腋内动脉；手少阴之本，在锐骨之端，标在背腧；手心主之本，在掌后两筋之间二寸中，标在腋下三寸，此标本之所在也。

雷公曰：标本皆可刺乎？岐伯曰：气之标本皆不可刺也。雷公曰：其不可刺何也？岐伯曰：气各有冲，冲不可刺也。雷公曰：请言气冲。岐伯曰：胸气有冲，腹气有冲，头气有冲，胫气有冲，皆不可刺也。

雷公曰：头之冲何所乎？岐伯曰：头之冲脑也。雷公曰：胸之冲何所乎？岐伯曰：胸之冲膺与背腧也，腧亦不可刺也。雷公曰：腹之冲何所乎？岐伯曰：腹之冲，背腧与冲脉及左右之动脉也。雷公曰：胫之冲何所乎？岐伯曰：胫之冲即脐之气街及承山踝上以下，此皆不可刺也。

雷公曰：不可刺止此乎？岐伯曰：大气之抟而不行者，积于胸中，藏于气海，出于肺，循咽喉，呼吸而出入也。是气海犹气街也，应天地之大数，出三入一，皆不可刺也。

陈远公曰：十二经气各有标本，各不可刺。不可刺者，以冲脉之不可刺也。不知冲脉，即不知刺法也。

译文

雷公问岐伯："十二经的经气是否有标本之分？"岐伯回答："有的。"雷公接着问："请讲讲标本所在的位置。"岐伯解释道："足太阳经的本在脚跟以上五寸处，标在两侧命门的位置。足少阳经的本在窍阴之间，标在窗笼（胸部前方）的位置。足少阴经的本在内踝下三寸处，标在背部腧穴。足厥阴经的本在行间穴上五寸处，标在背部腧穴。足阳明经的本在厉兑穴，标在人迎穴，沿颊部到颃颡。足太阴经的本在中封穴前上四寸处，标在舌根部。手太阳经的本在外踝后方，标在命门上一寸。手少阳经的本在小指和无名指之间两寸处，标在耳后上角下外眼角。手阳明经的本在肘骨上部到别阳穴，标在下颌的钳部。手太阴经的本在寸口（脉搏处），标在腋内动脉。手少阴经的本在锐骨之端，标在背部腧穴。手心主经的本在掌后两筋之间两寸处，标在腋下三寸。这些是十二经气的标本所在。"

雷公又问："这些标本都可以进行针刺吗？"岐伯回答："气的标本处都不能针刺。"雷公问："为什么不能针刺呢？"岐伯解释："每条经气都有冲，冲气处是不可刺的。"雷公再问："请解释一下什么是气冲。"岐伯说道："胸气有冲，腹气有冲，头气有冲，胫气有冲，这些地方都不可针刺。"

雷公问："头部的气冲在何处？"岐伯回答："头部的气冲在脑部。"雷公接着问："胸部的气冲在何处？"岐伯回答："胸部的气冲在胸膺与背部的腧穴，这些地方也不可针刺。"雷公又问："腹部的气冲在哪里？"岐伯解释："腹部的气冲在背部腧穴、冲脉，以及左右的动脉。"雷公接着问："胫部的气冲在哪里？"岐伯答道："胫部的气冲在脐下的气街穴以及承山和踝骨以下的区域，这些地方也不能针刺。"

雷公最后问："仅仅这些地方不可针刺吗？"岐伯回答："人体的'大气'积聚在胸中，藏于气海，从肺部经咽喉出入，呼吸时气海如同气街，符合天地的大数，出三入一，气海之气也不可针刺。"

陈士铎评述：十二经气各有标本，但都不可针刺。不可针刺的原因在于冲脉之气的特殊性，若不明白冲脉之理，便无法理解针刺的法则。

—— 脏腑阐微篇 ——

雷公问于岐伯曰：脏止五乎？腑止六乎？岐伯曰：脏六腑七也。雷公曰：脏六何以名五也？岐伯曰：心肝脾肺肾，五行之正也，故名五脏。胞胎非五行之正也，虽脏不以脏名之。

雷公曰：胞胎何以非五脏之正也？岐伯曰：心，火也；肝，木也；脾，土也；肺，金也；肾，水也。一脏各属一行，胞胎处水火之歧，非正也，故不可称六脏也。雷公曰：肾中有火，亦水火之歧也，何肾称脏乎？岐伯曰：肾中之火，先天火也，居两肾中而肾专司水也。胞胎上系心，下连肾，往来心肾接续于水火之际，可名为火，亦可名为水，非水火之正也。

雷公曰：然则胞胎何以为脏乎？岐伯曰：胞胎处水火之两歧，心肾之交，非胞胎之系不能通达上下，宁独妇人有之，男子未尝无也。吾因其两歧，置于五脏之外，非胞胎之不为脏也。雷公曰：男女各有之，亦有异乎？岐伯曰：系同而口异也。男女无此系，则水火不交，受病同也。女系无口则不能受妊，是胞胎者，生生之机，属阴而藏于阳，非脏而何。

雷公曰：胞胎之口，又何以异？岐伯曰：胞胎之系，上出于心之膜膈，下连两肾，此男女之同也。惟女下大而上细，上无口而下有口，故能纳精以受妊。

雷公曰：腑七而名六何也？岐伯曰：大小肠膀胱胆胃三焦包络，此七腑也，遗包络不称腑者，尊帝耳。雷公曰：包络可遗乎？岐伯曰：不可遗也。包络为脾胃之母，土非火不生，五脏六腑之气，咸仰于心君，心火无为，必藉包络有为，往来宣布，胃气能入，脾气能出，各脏腑之气始能变化也。

雷公曰：包络既为一腑，奈何尊帝遗之？尊心为君火，称包络为相火，可乎？请登之外经，咸以为则。

陈远公曰：脏六而言五者，言脏之正也；腑七而言六者，言腑之偏也。举五而略六，非不知胞胎也；举六而略七，非不知包络也。有雷公之问，而胞胎、包络昭于古今矣。

译文

雷公问岐伯："脏器只有五个吗？腑只有六个吗？"岐伯回答："脏有六个，腑有七个。”雷公问：“既然脏有六个，为什么只称为五脏呢？”岐伯解释：“心、肝、脾、肺、肾分别属于五行，因此称为五脏。胞胎虽也是脏器，但不属于五行的正经，因此虽为脏，却不称为五脏。”

雷公又问：“为何胞胎不属于五脏的正经呢？”岐伯答：“心属火，肝属木，脾属土，肺属金，肾属水。每个脏器各自对应五行中的一种。而胞胎位于水火之间，非五行正经，所以不能称为第六脏。”雷公问：“肾中也有火，这也是水火共存，为什么肾却称为脏呢？”岐伯解释：“肾中的火是先天之火，存在于两肾之间，肾的主要职责是司水。而胞胎位于心与肾之间，既连于水，又连于火，可称为火，也可称为水，但它并不是水火的正经。”

雷公继续问：“那么，为什么胞胎也能算作脏器呢？”岐伯答：“胞胎位于水火之间，处于心肾之交的关键位置，正是由于胞胎的联系，才能使上下交通。虽然妇女有胞胎，但男子也未尝没有。因此，虽然胞胎不被列入五脏，但它依然是脏器。”雷公问：“男女都有胞胎，那它们有区别吗？”岐伯回答：“它们的联系相同，但出口不同。无论男女，如果没有这个联系，水火无法相交，病理相同。女子的胞胎无上口，因此不能受妊。胞胎是生生不息的根本，属阴而藏于阳，怎么能不算是脏器呢？”

雷公问：“那么，为什么胞胎的口不同呢？”岐伯解释：“胞胎的联系，上部连接心的膜膈，下部连于两肾，这是男女相同之处。女子的胞胎上细下大，上部无口，下部有口，因此能接受精气而受妊。”

雷公又问：“腑有七个，为什么只称为六腑呢？”岐伯答：“大肠、小肠、膀胱、胆、胃、三焦、包络，这七个腑，但包络不被称为腑，是因为它与心相辅相成。”雷公追问：“包络可以忽略吗？”岐伯答：“不能忽略。包络是脾胃的母，土必须依赖火才能生存。五脏六腑的气都仰赖心，而心的火虽无为，但必须依靠包络来作用，传播胃气，进入脾气，并调动各脏腑的气，才能产生变化。”

雷公问：“既然包络是一个腑，为什么古籍中尊重心却忽略它呢？称心为君火，包络为相火，这样可以吗？请将这些写入《外经》作为规范。”

陈士铎评述：五脏六腑的数量不同，五脏之所以称为五，是因为它们为五行之正。六腑之所以称为六，是因为包络作为辅佐被略去。提及五脏略去胞胎，并非不知其重要性；提及六腑略去包络，也非忽视其作用。雷公的提问使胞胎和包络的作用得以在古今传扬。

—— 考订经脉篇 ——

雷公问于岐伯曰：十二经脉，天师详之，而所以往来相通之故，尚未尽也。幸宣明奥义，传诸奕祀可乎？岐伯曰：可。肺属手太阴，太阴者，月之象也。月属金，肺亦属金，肺之脉走于手，故曰手太阴也。起于中焦胃脘之上，胃属土，土能生金，是胃乃肺之母也。下络大肠者，以大肠亦属金，为胃之庶子，而肺为大肠之兄，兄能包弟，足以网罗之也，络即网罗包举之义。循于胃口者，以胃为肺之母，自必游熙于母家，省受胃土之气也。肺脉又上于膈，胃之气多，必分气以给其子，肺得胃母之气，上归肺宫，必由膈而升，肺受胃之气，肺自成家，于是由中焦而脉乃行，横出腋下，畏心而不敢犯也。然而肺之系实通于心，以心为肺之君，而肺乃臣也，臣必朝于君，此述职之路也。下循臑内，行少阴心主之前者，又谒相之门也。心主即心包络，为心君之相，包络代君以行事，心克肺金，必借心主之气以相刑，呼吸相通，全在此系之相联也。肺禀天王之尊，必奉宰辅之令，所以行于少阴心主之前，而不敢缓也。自此而下于肘中，乃走于臂，由臂而走于寸口鱼际，皆肺脉相通之道。循鱼际出大指之端，为肺脉之尽。经脉尽，复行，从腕后直出次指内廉，乃旁出之脉也。

雷公曰：脾经若何？岐伯曰：脾乃土脏，其性湿，以足太阴名之。太阴之月，夜照于土，月乃阴，象脾属土，得月之阴气，故以太阴名之。其脉起于足之大指端，故又曰足太阴也。脾脉既起于足下，下必升上，由足大指内侧肉际，过横骨后，上内踝前廉，上腨内，循胫骨后，交出厥阴之前，乃入肝经之路也。夫肝木克脾，宜为脾之所畏，何故脉反通于肝。不知肝虽克土，而木亦能成土，土无木气之通，则土少发生之气，所以畏肝而又未尝不喜肝也。交出足厥阴之前，图合于肝木耳。上膝肢内前廉，入腹者，归于脾经之本脏也。盖腹，脾之正宫。脾属土，居于中州，中州为天下之腹，脾乃人一身之腹也。脾与胃为表里，脾内而胃外，脾为胃所包，故络于胃。脾得胃气，则脾之气始能上升，故脉亦随之上膈，趋喉咙而至舌本，以舌本为心之苗，而脾为心之子，子母之气自相通而不隔也。然而舌为心之外窍，非心之内廷也。脾之脉虽至于舌，而终未至于心，故其支又行，借胃之气，从胃中中脘之外上膈，而脉通于膻中之分，上交于手少阴心经，子亲母之象也。

雷公曰：心经若何？岐伯曰：心为火脏，以手少阴名之者，盖心火乃后天也。后天者，有形之火也。星应荧惑，虽属火而实属阴，且脉走于手，故以手少阴名之。他脏腑之脉皆起于手足，心脉独起于心，不与众脉同者，以心为君主，总揽权纲，不寄其任于四末也。心之系五脏七腑，无不相通，尤通者，小肠也。小肠为心之表，而心实络于小肠，下通任脉，故任脉即借小肠之气以上通于心，为朝君之象也。心之系又上与肺相通，挟咽喉而入于目，以发其文明之彩也。复从心系上肺，下出腋下，循臑内后廉，行手厥阴经心主之后，下肘，循臂至小指之内，出其端，此心脉系之直行也。又由肺曲折而后，并脊直下，与肾相贯串，当命门之中，此心肾既济之路也。夫心为火脏，惧畏水克，何故系通于肾，使肾有路以相犯乎？不知心火与命门之火，原不可一日不相通也。心得命门之火则心火有根，心非肾水之滋则心火不旺，盖心火必得肾中水火以相养，是以克为生也。既有肾火肾水之相生，而后心之系各通脏腑，无扞格之忧矣。由是而左通于肝，肝本属木，为生心之母也。心火虽生于命门先天之火，而非后天肝木培之，则先天之火气亦不旺，故心之系通于肝者，亦欲得肝木相生之气也。肝气既通，而胆在肝之旁，通肝即通于胆，又势之甚便者。况胆又为心之父，同本之亲，尤无阻隔也。由是而通于脾，脾乃心之子也。虽脾土不藉心火之生，然胃为心之爱子，胃土非心火不生。心既生胃，生胃必生脾，此脾胃之系所以相接而无间也。由是而通于肺，火性炎上，而肺叶当之，得毋有伤。然而顽金非火不柔，克中亦有生之象。倘肺金无火，则金寒水冷，胃与膀胱之化源绝矣，何以温肾而传化于大肠乎。由是而通于心主，心主即膻中包络也，为心君之相臣，奉心君以司化。其出入之经，较五脏六腑更近，真有心喜亦喜，心忧亦忧之象，呼吸相通，代君司化以使令夫三焦，俾上中下之气，无不毕达，实心之系通之也。

雷公曰：肾经若何？岐伯曰：肾属水，少阴正水之象。海水者，少阴水也，随月为盈虚而肾应之。名之为足少阴者，脉起于足少阴之下也，由足心而上循内踝之后，别入跟中，上腨出腘，上股，贯脊，乃河车之路，即任督之路也。然俱属于肾，有肾水而河车之路通，无肾水而河车之路塞，有肾水而督脉之路行，无肾水而督脉之路断。是二经之相通相行，全责于肾。故河车之路、督脉之路，即肾经之路也。由是而行于肝，母入于子舍之义也。由是而行于脾，水行于地中之义也。过肝脾二经而络于膀胱者，以肾为膀胱之里，而膀胱为肾之表，膀胱得肾气而始化，正同此路之相通，气得以往来之耳。其络于膀胱也，贯脊会督而还出于脐之前，通任脉，始得达于膀胱，虽气化可至，实有经可通而通之也。其直行者，又由肝以入肺，子归母之家也。由肺而上循喉咙，挟舌本而终，是欲朝君先通于喉舌也。夫肾与心虽若相克而实相生，故其系别出而绕于心，又未敢遽朝于心君，注胸之膻中包络，而后肾经之精上奉，化为心之液矣。此君王下取于民之义，亦草野上贡于国之谊也。各脏止有一而肾有二者，两仪之象也。两仪者，日月也。月主阴，日主阳。似肾乃水脏，宜应月不宜应日。然而月之中未尝无阳之气，日之中未尝无阴之气，肾配日月，正以其中之有阴阳也。阴藏于阳之中，阳隐于阴之内，叠相为用，不啻日月之照临也。盖五脏七腑各有水火，独肾脏之水火处于无形，乃先天之水火，非若各脏腑之水火，俱属后天也。夫同是水火，肾独属之先天，实有主以存乎两肾之间也。主者，命门也。命门为小心，若太极之象，能生先天之水火，因以生后天之水火也。于是裁成夫五脏七腑，各安于诸宫，享其奠定之福，化生于无穷耳。

雷公曰：肝经若何？岐伯曰：肝属足厥阴，厥阴者，逆阴也。上应雷火，脉起足大指丛毛之际，故以足厥阴名之。雷火皆从地起，腾于天之上，其性急不可制抑。肝之性亦急，乃阴经中之最逆者，少拂其意，辄厥逆而不可止。循跗上，上踝，交出太阴脾土之后，上腘内廉，循腹入阴毛中，过阴器，以抵于小腹，虽趋肝之路，亦趋脾之路也。既趋于脾，必趋于胃矣。肝之系既通于脾胃，凡有所逆，必先犯于脾胃矣，亦其途路之熟也。虽然肝之系通于脾胃，而肝之气必归于本宫，故其系又走于肝叶之中。肝叶之旁有胆附焉，胆为肝之兄，肝为胆之弟，胆不络肝，而肝反络胆者，弟强于兄之义也。上贯膈者，趋心之路也。肝性急，宜直走于心之宫矣，乃不直走于心，反走膜膈，布于胁肋之间者，母慈之义也。慈母怜子，必为子多方曲折以厚其藏，胁肋正心宫之仓库也。然而其性正急，不能久安于胁肋之间，循喉咙之后，上入颃颡，连于目系，上出额间而会督脉于巅项，乃木火升上之路也。其支者，从目系下颊，环唇，欲随口舌之窍以泄肝木之郁火也。其支者，又从肝别贯膈，上注肺中，畏肺金之克木，通此经为侦探之途也。

雷公曰：五脏已知其旨矣，请详言七腑。岐伯曰：胃经亦称阳明者，以其脉接大肠手阳明之脉，由鼻额而下走于足也。然而胃经属阳明者，又非同大肠之谓。胃乃多气多血之腑，实有日月并明之象，乃纯阳之腑，主受而又主化也。阳主上升，由额而游行于齿口唇吻，循颐颊耳前而会于额颅，以显其阳之无不到也。其支别者，从颐后下人迎，循喉咙，入缺盆，行足少阴之外，下膈通肾与心胞之气。盖胃为肾之关，又为心包之用，得气于二经，胃始能蒸腐水谷以化精微也。胃既得二经之气，必归于胃中，故仍属胃也。胃之旁络于脾，胃为脾之夫，脾为胃之妇，脾听胃使，以行其运化者也。其直行者，从缺盆下乳内廉，挟脐而入气街。气街者，气冲之穴也，乃生气之源，探源而后气充于乳房，始能散布各经络也。其支者，起于胃口，循腹过足少阴肾经之外，本经之里，下至气街而合，仍是取气于肾，以助其生气之源也。由是而胃既得气之本，乃可下行以达于足，从气街而下髀关，抵伏兔，下膝膑，循胫下跗，入中指之内庭而终者，皆胃下达之路也。其支者，从膝之下廉三寸，别入中指之外间，复是旁行之路，正见其多气多血，无往不周也。其支者，别跗上，入大指间，出足厥阴，交于足太阴，避肝木之克，近脾土之气也。

雷公曰：请言三焦之经。岐伯曰：三焦属之手少阳者，以三焦无形，得胆木少阳之气以生其火，而脉起于手之小指次指之端，故以手少阳名之。循手腕出臂，贯肘，循臑之外行手太阳之里，手阳明之外，火气欲通于大小肠也，上肩，循臂臑交出足少阳之后，正倚附于胆木，以取其木中之火也。下缺盆，由足阳明之外而交会于膻中；之上焦，散布其气而络绕于心包络；之中焦，又下膈入络膀胱，以约下焦。若胃、若心包络、若膀胱，皆三焦之气往来于上中下之际，故不分属于三经，而仍专属于三焦也。然而，三焦之气虽往来于上中下之际，使无根以为主，则气亦时聚时散不可久矣。讵知三焦虽得胆木之气以生，而非命门之火则不长，三焦有命门以为根，而后布气于胃，则胃始有运用之机；布气于心包络，则心包络始有运行之权；布气于膀胱，则膀胱始有运化之柄也。其支者，从膻中而上出缺盆之外，上项，系耳后，直上出耳上角，至颇，无非随肾之火气而上行也。其支者，又从耳后入耳中，出耳前，过客主人之穴，交颊，至目锐眦，亦火性上炎，随心包之气上行，然目锐眦实系胆经之穴，仍欲依附木气以生火气耳。

雷公曰：请言心主之经。岐伯曰：心主之经，即包络之府也，又名膻中，属手厥阴者，以其代君出治，为心君之相臣，臣乃阴象，故属阴。然奉君令以出治，有不敢少安于顷刻，故其性又急，与肝木之性正相同，亦以厥阴名之，因其难顺而易逆也。夫心之脉出于心之本宫，心包络之脉，出于胸中包络，在心之外，正在胸之中，是脉出于胸中者，正其脉属于包络之本宫也。各脏腑脉出于外，心与包络脉出于中，是二经较各脏腑最尊也。夫肾系交于心包络，实与肾相接。盖心主之气与肾宫命门之气同气相合，故相亲而不相离也。由是下于膈，历络三焦，以三焦之腑气与命门心主之气彼此实未尝异，所以笼络而相合为一，有表里之名，实无表里也。其支者，循胸中出胁，抵腋，循臑内行于太阴肺脾、少阴心肾之中，取肺肾之气以生心液也。入肘，下臂，入掌内，又循中指以出其端。其支者，又由掌中循无名指以出其端，与少阳三焦之脉相交会，正显其同气相亲，表里如一也。夫心主与三焦两经也，必统言其相合者，盖三焦无形，借心主之气相通于上中下之间，故离心主无以见三焦之用，所以必合而言之也。

雷公曰：请言胆经。岐伯曰：胆经属足少阳者，以胆之脉得春木初阳之气，而又下趋于足，故以足少阳名之。然胆之脉虽趋于足，而实起目之锐眦，接手少阳三焦之经也。由目锐眦上抵头角，下耳，循颈行手少阳之脉前，至肩上，交出手少阳之后，以入缺盆之外，无非助三焦之火气也。其支者，从耳后入耳中，出走耳前，至目锐眦之后，虽旁出其支，实亦仍顾三焦之脉也。其支者，别自目外而下大迎，合手少阳三焦，抵于𩑶下，下颈后，合缺盆以下胸中，贯膜膈心包络，以络于肝。盖心包络乃胆之子，而肝乃胆之弟，故相亲而相近也。第胆虽肝之兄，而附于肝，实为肝之表而属于胆，肝胆兄弟之分，即表里之别也。胆分肝之气，则胆之汁始旺，胆之气始张，而后可以分气于两胁，出气街，统毛际而横入髀厌之中也。其直者，从缺盆下腋，循胸过季胁，与前之入髀厌者相合，乃下循髀外，行太阳阳明之间，欲窃水土之气以自养也。出膝外廉，下跗骨，以直抵绝骨之端，下出外踝，循跗上，入小指次指之间，乃其直行之路也。其支者，又别跗上，入大指岐骨内，出其端，还贯入爪甲，出三毛，以交于足厥阴之脉，亲肝木之气以自旺，盖阳得阴而生也。

雷公曰：请言膀胱之经。岐伯曰：膀胱之经属足太阳者，盖太阳为巨阳，上应于日，膀胱得日之火气，下走于足，犹太阳火光普照于地也。其脉起目内眥，交手太阳小肠之经，受其火气也。上额交巅，至耳上角，皆火性之炎上也。其直行者，从巅入络脑，还出别下项，循肩髆内，挟脊两旁，下行抵于腰，入循膂，络肾盖膀胱为肾之表，故系连于肾，通肾中命门之气，取其气以归膀胱之中，始能气化而出小便也，虽气出于肾经，而其系腰不可不属之膀胱也。其支者，从腰中下挟脊以贯臀，入腘中而止，亦借肾气下达之也。其支者，从髆内别行，下贯脊膂，下历尻臀，化小便，通阴之器而下出也。过髀枢，循髀外，下合腘中，下贯于两腨内，出外踝之后，循京骨，至小指外侧，交于足少阴之肾经，亦取肾之气，可由下而升，以上化其水也。

雷公曰：请言小肠之经。岐伯曰：小肠之经属手太阳者，以脉起于手之小指，又得心火之气而名之也。夫心火属少阴，得心火之气，宜称阴矣。然而心火居于内者为阴，发于外者为阳，小肠为心之表也，故称阳而不称阴。且其性原属阳，得太阳之日气，故亦以太阳名之。其脉上腕，出踝，循臂，出肘，循胭行手阳明少阳之外，与太阳胆气相通，欲得金气自寒，欲得木气自生也。交肩上，入缺盆，循肩，向腋下行，当膻中而络于心，合君相二火之气也。循咽下膈，以抵于胃。虽火能生胃，而小肠主出不主生，何以抵胃。盖受胃之气，运化精微而生糟粕，犹之生胃也。故接胃之气下行任脉之外，以自归于小肠之正宫，非小肠之属而谁属乎。其支者，从缺盆循颈颊，上至目锐眦，入于耳中，此亦火性炎上，欲趋窍而出也。其支者，别循颊，上𩑶抵鼻至目内眦，斜络于颧，以交足太阳膀胱之经，盖阳以趋阳之应也。

雷公曰：请言大肠之经。岐伯曰：大肠之经名为手阳明者，以大肠职司传化，有显明昭著之意，阳之象也。夫大肠属金，宜为阴象，不属阴而属阳者，因其主出而不主藏也。起于手大指次指之端，故亦以手名之。循指而入于臂，入肘，上臑，上肩，下入缺盆而络于肺，以肺之气能包举大肠，而大肠之系亦上络于肺也。大肠得肺气而易于传化，故其气不能久留于膈中，而系亦下膈直趋大肠，以安其传化之职。夫大肠之能开能阖，肾主之，是大肠之气化宜通于肾，何以大肠之系绝不与肾会乎？不知肺金之气即肾中水火之气也，肾之气必来于肺中，而肺中之气即降于大肠之内，则肾之气安有不入于大肠之中者乎？不必更有系通肾，而后得其水火之气始能传化而开阖之也。其支者，从缺盆上颈贯颊，入下齿缝中，还出夹两口吻，交于唇中之左右，上挟鼻孔，正显其得肺肾之气，随肺肾之脉而上升之徵也。

陈远公曰：十二经脉各说得详尽，不必逐段论之。

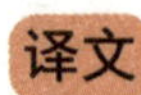

译文

雷公向岐伯请教："天师已详细讲解了十二经脉，但关于经脉如何相互往来、沟通的原因，尚未完全明了。希望您能阐明其中的奥义，传承后世，可以吗？"岐伯答道："可以。肺属手太阴，太阴象征月亮，而月亮属金，肺也属金。肺的经脉走行于手，所以称为'手太阴'。它起于中焦的胃脘之上，胃属土，土能生金，因此胃是肺的母亲。肺的经脉下行连接大肠，大肠也属金，是胃的庶子，而肺是大肠的兄长，兄长可以包容弟弟，因此称为'络'，有网罗包容的意思。肺经循行于胃口，因为胃是肺的母亲，肺必定要往来于母亲的家中，接受胃土的气。肺经又向上通过膈肌，胃的气多时，会分一部分气给它的子女，肺因此上升归于肺宫，必须通过膈肌而上升。胃的气进入肺中，使肺自成系统。从中焦开始，肺脉横出腋下，绕过心脏而不敢侵犯。然而肺脉实际上是通向心脏的，心为肺的君主，而肺为臣下。臣下必定要向君主述职，这是其通行之路。肺脉下行于臂内，经过少阴心主经之前，心主是心包络，相当于心君的辅臣。心君克肺金，必须通过心主的气来施加影响。呼吸的相通全赖于此经脉的联系。肺居于秉承君主的尊严，必须服从宰辅的命令，因此肺经走行于少阴心主经之前，不敢怠慢。从此经脉下行于肘部，进入手臂，沿着手臂到达寸口鱼际，都是肺脉相通的路径。肺经继续沿着鱼际，出至拇指的末端，这是肺经的尽头。经脉至此结束后，旁支从腕后直出，经过食指内侧，这是旁行之脉。"

雷公问道："脾经是如何运行的呢？"岐伯回答："脾是属于土的脏器，其性质为湿润，因此称为足太阴。太阴象征月亮，月亮的光照在大地之上，月是阴的象征，脾属土，受到了月的阴气，因此叫作太阴。脾经的脉气从足的踇趾末端起始，所以称为足太阴。脾经起于足下，由踇趾内侧的肉际开始，经过足横骨后方，上行至内踝前侧，沿着小腿内侧，绕过胫骨后部，走在厥阴经之前，进入肝经的路径。虽然肝木克脾土，按理脾应当畏惧肝，但肝虽然克土，木也能滋养土。没有木气的通达，土便缺少生发的力量。所以，虽然脾畏肝，但也喜肝。这就是脾经走在足厥阴前方，与肝木相合的原因。脾经沿着膝盖内侧前方上行，进入腹部，归属于脾的本脏。腹部是脾的正宫，脾属土脾位居中央，正如中州是天下的腹地，脾是人体中的'腹地'。脾与胃相表里，脾居内，胃居外，脾为胃所包络，因此脾经络于胃。脾依赖胃气，脾气才能上升，所以脾脉也随着上行至膈肌，经过咽喉到达舌根。舌根被称为'心之苗'，脾是心的子，子母之间的气息自然相通，没有隔阂。然而，舌是心的外窍，并非心的内廷，脾脉虽然到达舌根，但最终未通达心脏。所以脾经的分支借助胃气，从胃的中脘外上行至膈肌，通达膻中，最后与手少阴心经相交，象征着子亲母的关系。"

雷公问道："心经的经脉如何运行？"岐伯回答："心是火脏，称为'手少阴'。这是因为心火属于后天的火，后天的火是有形的火。星象对应荧惑星（火星），虽属火但实为阴。心脉运行至手，所以称为手少阴。其他脏腑的经脉多起于手足，而心经则独起于心脏，这与其他脉不同，因为心为君主，总揽权纲，不会将其职责委托于四肢末端。心的脉络与五脏六腑相通，尤其与小肠相通。小肠是心的表里关系所在，而心与小肠相连，下通任脉，因此任脉借小肠之气向上通于心，有如朝拜君主的象征。心的脉络还向上与肺相通，经过咽喉而进入眼睛，发出明亮的光彩。同时，从心系向上至肺，向下穿过腋下，沿着上臂的内侧后缘，行于手厥阴经心包之后，再向下穿过肘部，沿手臂走至小指内侧，出指尖，这是心脉的直行路线。此外，心脉从肺部开始曲折而下，沿脊柱直下，与肾相连，通向命门之中，这就是心肾相交的通路。心脉通过肺的曲折之路，贯穿脊柱直下，与肾相连，连接命门。这就是心与肾的相互联系，心肾既济的途径。心属火脏，怕被水克制，为什么心脉还要通向肾脏，使肾有机会影响心呢？其实，心火与命门之火本不可一日不相通。心火依赖命门之火才有根基，而心若无肾水的滋养，心火也无法旺盛。所以心火必须得到肾中水火的调养，这是一种'克中有生'的关系。有了肾火肾水的生助，心脉通达各脏腑，便无任何阻碍。心脉还通向肝，肝属木，是生心之母。虽然心火源于命门先天之火，但若没有后天肝木的培育，先天之火也难以旺盛。因此，心脉通肝是为了获取肝木的生气。肝气畅通后，胆位于肝旁，通肝即通胆，且非常顺畅。况且胆为心的父母，亲缘相连，毫无阻隔。心脉还通向脾，脾是心之子。虽然脾土并不依赖心火生发，但胃为心之爱子，胃土无心火则无法生存。心既然生胃，生胃就必然生脾，因此脾胃之间的联系无间隙。心脉还通向肺，火性炎上，肺叶在上承受其热，虽然母亲（肺）受伤，但金性坚硬，非火不柔，克中也有生的象征。若无心火温暖，肺金寒冷，胃与膀胱的运化功能便会停止，难以温暖肾脏并传化至大肠。心脉还通于心主（膻中包络），心主为心君的相臣，奉命司管气的运行。心主的经脉运行比五脏六腑更为贴近心脏，与心脏有'同喜同忧'之象，呼吸与心君相通，代君司管上、中、下三焦的气机，使气遍达全身。"

雷公问道："肾经的运行如何？"岐伯回答："肾属水，代表少阴，象征着正水。海水就是少阴水，随着月亮的盈亏变化，肾也随之应和。它被称为足少阴经，因为其脉气从足的少阴部位开始。从足心开始，沿着内踝后方向上，经过脚跟，进入小腿，再从膝腘到大腿，贯穿脊柱。这条路径被称为'河车之路'，即任督二脉的路径。所有这些经脉都与肾有关，有了肾水，河车之路畅通；若无肾水，河车之路则阻塞有肾水则督脉之路畅通，无肾水则督脉之路断裂。任督二脉是否通畅，全赖肾经的作用。因此，河车之路、督脉之路就是肾经之路。肾经还通向肝脏，这是母亲进入子宫的象征。接着，肾经通向脾脏，象征水流行于地中。经过肝脾二经后，肾经络于膀胱。因为肾是膀胱的里，膀胱是肾的表，膀胱依赖肾气而完成气化。正是由于这条经脉的通畅，气可以往来运行。肾经通过脊柱连接督脉，贯穿脊柱，回到脐部的前方，通达任脉，才能够抵达膀胱。气化虽能达至膀胱，实际上是通过经脉的通道来实现的。肾经的直行脉气，还通过肝脏进入肺部，这是子归母家的象征。由肺经向上行，沿着咽喉，环绕舌根，这是为了朝见君主（心）之前，先通达喉舌的路径。肾与心虽然看似相克，实际上是相生的关系。因此，肾经的分支绕过心脏，未直接进入心君，而是先经过胸中的膻中包络，随后肾经的精气上行，化为心的津液。这象征着君王从百姓中获取供养，正如地方百姓上贡于国家。五脏中每个脏器只有一个，而肾却有两个，这是象征'两仪'（阴阳）。两仪象征着日与月，月主阴，日主阳。肾属水，宜与月相应，而不应与日相应。然而，月中未尝没有阳气，日中也未尝没有阴气。肾之所以与日月相应，是因为其内有阴阳共存。阴藏于阳中，阳隐于阴中，二者交替作用，正如日月照临天地。每个脏腑都有水火，而肾中的水火与众不同，肾的水火是无形的先天之水火，不同于其他脏腑的后天水火。肾独具先天水火，主要存在于两肾之间。主宰肾中水火的就是命门。命门如同'小心'，象征着太极，它能生出先天的水火，进而生成后天的水火。由此，肾脏裁定并安置了五脏六腑各自的功能，享受着安定的福泽，源源不断地化生气血。"

雷公问道："肝经的运行如何？"岐伯回答："肝属足厥阴经。'厥阴'指的是

‘逆阴’，与雷火相应。肝经起始于踇趾的丛毛之间，因此称为足厥阴。雷火从地面升起，迅速腾升到天上，雷火的性情急躁，无法控制，肝的性情也是急躁的，是阴经中最容易逆行的。一旦受到轻微的刺激，肝气就会逆行且难以止住。肝经沿着足背上行，经过内踝，越过脾经，向上行至膝腘内侧，循行于腹部，进入阴毛处，经过生殖器，抵达小腹。虽然这是一条通向肝的路径，但也通向脾。这意味着，当肝气逆行时，首先影响的就是脾胃，因为它们共享通路。肝经与脾胃相通，但肝气终究归于肝的本宫。因此，肝经的分支走向肝叶，肝叶旁有胆相连，胆是肝的兄长，而肝是胆的弟弟。虽然肝络胆，但这体现了弟弟（肝）强于兄长（胆）的意义。肝经贯穿膈肌，向上通往心脏。肝的性情急躁，原本应该直接走向心宫，但它并未直接走向心脏，而是经由膜膈（膈膜），布散于两侧胁肋之间。这体现了母亲的慈爱。慈母爱子，总是为子女多方设想，增加其藏储之厚。胁肋正是心宫的储藏室。但肝性急躁，不能长久停留于胁肋之间，因此继续沿着喉咙向上，进入颃颡（下巴与颈部交界处），连接到眼目。肝经上行到额头，最终在巅顶与督脉相会，这是木火上升的路径。肝经的一个分支，从眼目系统向下，绕过颊部环绕口唇，企图通过口舌之窍来释放肝木的郁火。另一个分支则从肝叶旁分出，贯穿膈肌，上注于肺。这是因为肝木畏惧肺金的克制，通此经脉是为了侦察肺金的动态。”

雷公问道：“五脏的道理我已经明白了，请详细讲解七腑的运行。”岐伯回答：“胃经也称为‘阳明’，这是因为它的脉气与大肠手阳明经相接，从鼻额开始向下，走向足部。然而，虽然胃经属阳明，但它与大肠经的阳明不同。胃是多气多血的腑，有如日月并明的象征，是纯阳之腑，主要负责接收和消化食物。阳气主升，胃经从额头开始，经过齿、口、唇、颐、颊、耳前，最终会合于额头，表明阳气无处不达。胃经的分支从颐后下行至人迎穴，沿着喉咙进入缺盆，运行在足少阴之外，通达肾与心包之气。胃是肾的关口，也是心包的辅助，经由肾与心包的气，胃才能蒸化水谷，生成精微物质。胃经得到二经之气，最终归于胃腑，仍属于胃经的系统。胃与脾相络，胃是脾的丈夫，脾是胃的妻子，脾依赖胃来完成运化功能。胃经的主经脉从缺盆下行，经过乳房内侧，绕过脐部，进入气街（气冲穴）。气街是生气之源，气从这里充盈乳房，才能散布到各个经络。胃经的分支从胃口开始，沿着腹部，经过足少阴肾经之外的区域，到达气街，与肾经相合，以获取肾气，帮助生成生气之源。胃经通过气街获得气之根本后，才可以下行至足部。从气街下行，经过髀关，抵达伏兔，下至膝部，再沿着胫骨下行到足背，进入中趾的内庭穴，这是胃经下行的路径。其分支从膝下三寸处分出，进入中趾的外侧，另走一条旁行的路线，显示了胃经多气多血、无处不达的特性。胃经的另一个分支，从足背上分出，进入踇趾之间，抵达足厥阴经，交汇于足太阴经。这是为了避开肝木的克制，而亲近脾土的气息。”

雷公问道：“请讲解三焦经的运行。”岐伯回答：“三焦经属于手少阳经。三焦无形，依赖胆木的少阳气来生发其火，因此被称为手少阳。三焦脉气起于手的小指和无名指之间的指端，因此称为手少阳经。其脉气沿着手腕出臂，贯穿肘部，沿着臂外侧，行走于手太阳经内侧和手阳明经外侧，火气想要通达大小肠。三焦经从肩部上行，沿臂侧，越过足少阳经之后，附着于胆木，以获取木中的火气。其脉气下行至缺盆，交会于足阳明经外侧，进入膻中，这里是上焦的所在。三焦经在此散布气息，并络绕心包。中焦部分下行至膈肌，连接到膀胱，以调节下焦。无论是胃、心包络，还是膀胱，都是三焦气息在上中下三焦之间运行的通道，三焦的气息来回不属于任何一经，但归属于三焦自身。三焦之气虽然在上中下三焦之间往来运行，但若无根作为主导，其气息便会时聚时散，无法持久。要知道，三焦虽得胆木之气以生，但若没有命门之火相助，其气息也难以长久。三焦有命门之火作为根基后，才能布气于胃，推动胃的运作；布气于心包络，使心包络有了运行的权力；布气于膀胱，使膀胱具备运化的功能。三焦经的一个分支从膻中上行，出缺盆，绕至耳后，直上耳上角至䪼部（下颌），这一路随肾之火气上行。另一个分支从耳后进入耳中，出耳前，经过客主人穴，交汇于颊部，最终到达眼外角（锐眦）。由于火性上炎，这一路也随着心包之气上行。眼外角（锐眦）实际上是胆经的穴位，显示三焦经依附木气来生发火气的特性。”

雷公问道：“请讲解心主经的运行。”岐伯回答：“心主经即是包络府，也称为膻中。它属于手厥阴经，因为它代替心君执行职务，像心君的相臣一样。相臣为阴象，故属于阴经。然而，心主奉命行事，时刻不敢安逸，因此其性急躁，这与肝木的性质非常相似，故称为厥阴。心主之经的特性是难以顺从且容易逆行。心脉出自心的本宫，而心包络的脉气则从胸中发出。心包络位于心脏之外，正居胸中，因此从胸中发出的脉气，属于心包络的本宫。其他脏腑的脉气从外部发出，而心与心包络的脉气从内部发出，所以这两经比其他脏腑的经脉更为尊贵。肾与心包络相连，实际上与肾相接。因为心主之气与肾宫命门之气相合，两者关系密切，无法分离。心包络经脉下行经过膈肌，联系三焦。三焦的腑气与命门、心主之气实质上相同，因此三者相互笼络并合为一体，虽名为表里，实际上并无表里之分。心包络的分支沿着胸中出胁，抵达腋下，沿着内侧行于太阴肺经、脾经、少阴心经、肾经之间，获取肺与肾的气以生成心液。脉气沿着手臂下行，进入掌心，循行至中指末端。另一分支则从掌心循行至无名指末端，与少阳三焦经相交，这正显示了它们同气相亲、表里如一的特性。心主与三焦是两条经脉，它们必须统合起来讨论。因为三焦无形，依赖心主之气通行于上中下三焦之间。因此，离开心主就无法理解三焦的功能，所以必须将这两条经脉合并来讨论。”

雷公问道：“请讲解胆经的运行。”岐伯回答：“胆经属于足少阳经，因为胆的经脉得到春天初生的阳气，并且向下行至足部，因此称为足少阳经。虽然胆经脉气向下行至足部，实际上起始于眼角外侧的锐眦，接续手少阳三焦经脉。胆经从锐眦向上行至头角，然后下行至耳部，沿着颈部，经过手少阳经前，抵达肩部，随后越过手少阳经后侧，进入缺盆之外，主要是为了助三焦经的火气。胆经的一个分支从耳后进入耳中，出来后绕到耳前，再次抵达目锐眦之后，虽然这是胆经的分支，实际上它仍然顾及三焦经的脉气。另一个分支从眼外侧下行，经过大迎穴，与手少阳三焦经相会，沿着颈部下行，合于缺盆，接着进入胸部，贯穿膈肌与心包络，并与肝相连。心包络是胆之子，肝是胆之弟，因此二者关系亲近。尽管胆是肝的兄长，附属于肝，实际上是肝的表里。肝胆之间的分工，正是表里关系的体现。胆分得肝气，胆汁开始旺盛，胆气充盈，随后胆气分布到两侧胁部，进入气街，统领毛发，横入髀厌之中。胆经的主脉从缺盆下行，经过腋下，沿着胸部，经过季胁，与前面进入髀厌的分支相合，随后沿着髀外侧下行，经过太阳和阳明经之间，获取水土之气来滋养自身。胆经继续沿着膝盖外侧下行，经过腓骨，直至绝骨之端，经过外踝，最后到达足背，进入小趾和次趾之间，这是胆经的主干路径。胆经的另一个分支从足背上分出，进入踇趾的歧骨内侧，贯穿指甲并出于三毛之间，最终与足厥阴经相交。胆经依附于肝木之气而旺盛，正是因为阳依赖阴而生。”

雷公问道：“请讲解膀胱经的运行。”岐伯回答：“膀胱经属于足太阳经。太阳代表巨大的阳气，上应太阳，膀胱经吸收了日光的火气，向下行至足部，正如太阳的光芒普照大地。其经脉起于眼内眦，与手太阳小肠经相交，接收其火气。上行至额头，再向巅顶行至耳上角，这一路体现了火性向上炎升的特点。膀胱经的主脉从巅顶进入，络于脑部，再回下项部，沿肩胛内侧，夹脊椎两侧下行，直到腰部，进入背部并络于肾脏。膀胱是肾之表，因此膀胱经与肾相连，通达肾中的命门之气，获取肾气后进入膀胱，帮助膀胱进行气化，排出小便。虽然气从肾经而来，但膀胱的气化功能必须依赖肾经。膀胱经的一个分支从腰部下行，夹脊椎贯穿臀部，直到膝腘处停止，这也是借助肾气向下运行。另一个分支从肩胛内侧分出，向下贯穿脊柱，经过臀部，最终化小便并通过生殖器排出体外。膀胱经下行至髀枢，沿着大腿外侧下行，与膝腘中的经脉相会，再向下穿过小腿内侧，出外踝之后，沿着京骨（腓骨）到达小趾外侧，最终与足少阴肾经相交。这是为了获取肾气，从下方上升，以帮助化解体内的水液。”

雷公问道：“请讲解小肠经的运行。”岐伯回答：“小肠经属于手太阳经。其脉气起自手小指，得到心火的气息，因此被称为手太阳经。心火属于少阴，按理应称为阴。然而，心火在内部是阴，但在外部表现为阳，小肠作为心之表，故称为阳，而不称为阴。此外，小肠本性为阳，得太阳的阳气，因此也被称为太阳经。小肠经的脉气沿着手腕上行，经过肘部，沿着手臂外侧行走，与手阳明经和手少阳经相交，与太阳胆经气相通。小肠经通过这条路径获取金气的寒凉和木气的生发。脉气交汇于肩部，进入缺盆，沿着肩部向下到腋下，经过膻中，与心脏相络，汇聚君火与相火的气息。小肠经沿着咽喉下行，经过膈肌，抵达胃部。虽然火气能生胃，但小肠主要负责排泄而非生养，为什么会抵达胃呢？这是因为小肠经接收胃的气息，帮助运化精微物质，排出糟粕，就像是帮助胃进行生化过程一样。因此，小肠经与胃气相连，下行至任脉之外，归于小肠的本位，这是小肠的职责所在。小肠经的一个分支从缺盆向上，沿着颈部到达面颊，最后抵达目锐眦，进入耳中。这是火气向上升发的表现，火性炎上，渴望通过窍道释放。另一个分支沿着面颊上行，经过鼻部，抵达目内眦，斜行至颧部，与足太阳膀胱经相交。这是阳气向阳汇聚的表现。”

雷公问道：“请讲解大肠经的运行。”岐伯回答：“大肠经被称为手阳明经，这是因为大肠负责传导与化解，具有明显和显著的作用，符合阳的征象。大肠属金，按照常理应为阴，但它不归阴而归阳，是因为大肠主排泄，不主储藏。大肠经脉起始于手的食指，因而称为手阳明经。它沿着手指向上，进入手臂，经过肘部，上行至肩部，进入缺盆，并与肺脉相络。肺的气息包举大肠，而大肠经的系脉也上络于肺。大肠得到肺气的支持，易于传导和化解，所以大肠气息不能在膈中停留太久，而是向下经过膈肌，直达大肠，承担其传化的职责。大肠的开阖功能由肾主导，因此大肠的气化应与肾相通。那么，为什么大肠的系脉似乎没有与肾直接相通呢？实际上，肺金之气正是肾中水火之气的体现。肾的气息必然来自肺中，而肺的气息下降至大肠，肾气自然也会进入大肠。因此，不需要大肠经专门与肾脉相通，大肠依靠肺气就能够获得水火之气，从而实现传化与开合。大肠经的分支从缺盆上行，经过颈部贯穿面颊，进入下齿缝，之后返回口，居于口唇两侧，交会于唇的人中穴左右，再向上绕鼻孔。这显示了它从肺和肾获取气息，并沿着肺和肾的经脉向上运行的特征。”

陈士铎评述：十二经脉都已经讲解得很详细了，没有必要再逐段讨论它们。

包络配腑篇

天老问于岐伯曰：天有六气，化生地之五行，地有五行，化生人之五脏。有五脏之阴，即宜有五腑之阳矣，何以脏止五腑有七也？岐伯曰：心包络，腑也，性属阴，故与脏气相同，所以分配六腑也。

天老曰：心包络既分配腑矣，是心包络即脏也，何不名脏而必别之为腑耶？岐伯曰：心包络非脏也。

天老曰：非脏列于脏中，毋乃不可乎？岐伯曰：脏称五，不称六，是不以脏予包络也。腑称六，不称七，是不以腑名包络也。

天老曰：心包络非脏非腑，何以与三焦相合乎？岐伯曰：包络与三焦为表里，二经皆有名无形，五脏有形，与形相合，包络无形，故与无形相合也。

天老曰：三焦为孤脏，既名为脏，岂合于包络乎？岐伯曰：三焦虽亦称脏，然孤而寡合，仍是腑非脏也。舍包络之气，实无可依，天然配合，非勉强附会也。

天老曰：善。

雷公曰：肺合大肠，心合小肠，肝合胆，脾合胃，肾合膀胱，此天合也。三焦与心包络相合，恐非天合矣。岐伯曰：包络非脏而与三焦合者，包络里，三焦表也。

雷公曰：三焦腑也，何分表里乎？岐伯曰：三焦之气本与肾亲，亲肾不合肾者，以肾有水气也，故不合肾而合于包络耳。

雷公曰：包络之火气出于肾，三焦取火于肾，不胜取火于包络乎？岐伯曰：膀胱与肾为表里，则肾之火气必亲膀胱而疏三焦矣，包络得肾之火气，自成其腑，代心宣化，虽腑犹脏也。包络无他腑之附，得三焦之依而更亲，是以三焦乐为表，包络亦自安于里。孤者不孤，自合者永合也。

雷公曰：善。

应龙问曰：包络，腑也，三焦亦自成腑，何以为包络之使乎？岐伯曰：包络即膻中也，为心膜鬲，近于心宫，遮护君主，其位最亲，其权最重，故三焦奉令，不敢后也。

应龙曰：包络代心宣化，宜各脏腑皆奉令矣，何独使三焦乎？岐伯曰：各腑皆有表里，故不听包络之使，惟三焦无脏为表里，故包络可以使之。

应龙曰：三焦何乐为包络使乎？岐伯曰：包络代心出治腑与脏，同三焦听使于包络，犹听使于心，故包络为里，三焦为表，岂勉强附会哉。应龙曰：善。

陈士铎曰：包络之合三焦，非无因之合也。包络之使三焦，因其合而使之也。然合者仍合于心耳，非包络之司为合也。

译文

天老问岐伯："天有六气，化生地上的五行；地有五行，化生人体的五脏。既然五脏有阴，按理也应有五腑对应阳气，但为什么脏只有五个，而腑却有七个呢？"岐伯回答道："心包络属于腑，性质属阴，因此它和脏气相同，所以才分配为六腑。"

天老又问："既然心包络被分配到腑里，那它就是脏了，为什么不直接称它为脏，而要特别划分为腑呢？"岐伯解释道："心包络并不是脏。"

天老追问："心包络不是脏，却列在脏的体系里，难道这合适吗？"岐伯回答："脏称为五而不称六，是因为没有把包络列为脏；腑称为六而不称七，是因为没有把包络列为腑。"

天老继续问："心包络既不是脏也不是腑，又怎么能和三焦相合呢？"岐伯答道："包络和三焦是表里关系。这两条经脉都有名而无形，五脏有形体，因此五脏的表里是有形的，而包络无形，因此与无形的三焦相合。"

天老问："三焦是孤立的脏，既然称为脏，怎么能与包络相合呢？"岐伯答："三焦虽然被称为脏，但它孤独且没有与它相合的，实际上它是腑不是脏。除去包络的气，三焦便无可依靠，包络与三焦的配合是天然的，并非人为的勉强附会。"

天老称赞道："这很合理。"

雷公问："肺和大肠相合，心和小肠相合，肝和胆相合，脾和胃相合，肾和膀胱相合，这是天然的表里关系。三焦和心包络相合，似乎不是天然的表里关系吧？"岐伯解释道："包络虽不是脏，但与三焦相合，包络在内，三焦在外，形成了表里关系。"

雷公又问："三焦是腑，怎么会分出表里呢？"岐伯解释："三焦的气本与肾相亲，之所以亲肾而不合肾，是因为肾主水气。因此它不与肾相合，却与包络相合。"

雷公进一步问："包络的火气源于肾，三焦从肾中取火气，为什么不直接取火于包络呢？"岐伯答道："膀胱与肾是表里关系，所以肾的火气更亲膀胱而远离三焦。包络从肾中得到火气，自己成为腑，代替心来宣化，虽属腑但作用类似脏。包络没有其他腑的附属，得到三焦的依赖，二者关系更为密切。因此三焦乐于成为表，包络也安于为里，孤独的三焦因此不再孤独，自然的结合才能长久相合。”

雷公称赞道：“很有道理。”

应龙问：“包络是腑，三焦本身也是腑，为什么三焦会成为包络的使者呢？”岐伯回答：“包络就是膻中，它是心的膜层，靠近心脏，遮护君主（心脏），地位最为亲近，权力也最重。因此，三焦遵从包络的命令，不敢怠慢。”

应龙又问：“既然包络代替心宣化，那么各脏腑都应遵从包络的命令，为什么只有三焦成为它的使者呢？”岐伯答道：“其他腑都有表里关系，所以不听从包络的命令，只有三焦没有与脏构成表里关系，因此包络可以使唤它。”

应龙继续问：“为什么三焦乐于成为包络的使者呢？”岐伯解释：“包络代替心统治，腑与脏同，三焦听从包络，实际上是听从心的命令。因此包络为里，三焦为表，这并不是勉强附会的安排。”应龙称赞道：“说得好。”

陈士铎评述：包络与三焦相合并不是毫无理由的。包络能使唤三焦，正是因为二者的相合。然而，这种相合仍然归属于心，并非包络自身的主导作用。

胆腑命名篇

胡孔甲问于岐伯曰：大肠者，白肠也。小肠者，赤肠也。胆非肠，何谓青肠乎？岐伯曰：胆贮青汁，有入无出，然非肠，何能通而贮之乎，故亦以肠名之。青者，木之色，胆属木，其色青，故又名青肠也。

胡孔甲曰：十一脏取决于胆，是腑亦有脏名矣，何脏分五而腑分七也？岐伯曰：十一脏取决于胆，乃省文耳，非腑可名脏也。孔甲曰：胆既名为脏，而十一脏取决之，固何所取之乎？岐天师曰：胆司渗，凡十一脏之气，得胆气渗之，则分清化浊，有奇功焉。

孔甲曰：胆有入无出，是渗主入而不主出也，何能化浊乎？岐伯曰：清渗入则浊自化，浊自化而清亦化矣。

孔甲曰：清渗入而能化，是渗入而仍渗出矣。岐伯曰：胆为清净之府。渗入者，清气也。遇清气之脏腑，亦以清气应之，应即渗之机矣，然终非渗也。

孔甲曰：脏腑皆取决于胆，何脏腑受胆之渗乎？岐伯曰：大小肠膀胱皆受之，而膀胱独多焉。虽然，膀胱分胆之渗而胆之气虚矣，胆虚则胆得渗之祸矣。故胆旺则渗益，胆虚则渗损。

孔甲曰：胆渗何气则受损乎？岐伯曰：酒热之气，胆之所畏也，过多则渗失所司，胆受损矣。非毒结于脑，则涕流于鼻也。

孔甲曰：何以治之？岐伯曰：刺胆络之穴则病可已也。

孔甲曰：善。

陈士铎曰：胆主渗，十二脏皆取决于胆者，正决于渗也。胆不能渗，又何取决乎。

译文

胡孔甲向岐伯请教：“大肠被称为白肠，小肠被称为赤肠，而胆并不是肠，为何称其为青肠呢？”岐伯回答道：“胆中储存青色的胆汁，有入口而无出口，然而如果胆不是类似肠的结构，又如何能够通行并贮存这些胆汁呢？所以也被称为‘青肠’。青色是木的代表色，胆属木，故其色为青，因此被称作青肠。”

胡孔甲继续问道：“十一脏都取决于胆，那胆作为腑也有了‘脏’的名称，为何脏分为五，而腑分为七呢？”岐伯答道：“‘十一脏取决于胆’只是为了省略文字，并不是说胆作为腑可以被称为脏。”胡孔甲又问：“既然胆被称为脏，而且十一脏依赖于它，那它到底有什么决定性的作用呢？”岐伯解释道：“胆主管渗透，十一脏的气息都依赖胆的渗透作用，胆气能够分清浊，发挥着重要的作用。”

胡孔甲追问：“既然胆只有‘入’没有‘出’，那它只是负责将清气渗入，如何能够起到化浊的作用呢？”岐伯答道：“清气渗入之后，浊气自然会被化解，浊气被化解了，清气也自然得以转化。”

胡孔甲继续质疑：“清气渗入还能化解浊气，这说明渗入的同时也在渗出，是这样的吗？”岐伯解释：“胆是清净之府，渗入的是清气，而清气遇到清气的脏腑就会相应，达成渗透的效果，但这并不是典型的渗透过程。”

胡孔甲问：“既然脏腑都取决于胆，那有哪些脏腑会受到胆的渗透呢？”岐伯回答：“大小肠和膀胱都受到胆的渗透，而膀胱受影响最多。然而，膀胱接受太多胆的渗透后，导致胆气虚弱。胆虚则渗透功能失常。因此，胆旺则渗透增强，胆虚则渗透减弱。”

胡孔甲问：“胆的渗透功能受什么气的损害呢？”岐伯答道：“酒精热气是胆最畏惧的，过度饮酒会使胆的渗透功能失常，导致胆气受损。如果不是毒素积聚在大脑，鼻涕就会流个不停。”

胡孔甲问：“那该如何治疗呢？”岐伯回答：“刺胆络的穴位，可以治愈此病。”

胡孔甲赞道：“善。”

陈士铎评述：胆主管渗透，十二脏皆取决于胆，正是依赖于胆的渗透功能。如果胆不能渗透，又怎么能决定其他脏腑的功能呢？

任督死生篇

雷公问曰：十二经脉之外，有任督二脉，何略而不言也？岐伯曰：二经之脉不可略也。以二经散见于各经，故言十二经脉而二经已统会于中矣。雷公曰：试分言之。岐伯曰：任脉行胸之前，督脉行背之后也。任脉起于中极之下，以上毛际循腹里，上关元，至咽咙，上颐循面，入目眦，此任脉之经络也。督脉起于少腹，以下骨中央，女子入系廷孔，在溺孔之际，其络循阴器，合篡间，统篡后，即前后二阴之间也，别绕臀，至少阴与巨阳中络者，合少阴，上股内后廉，贯脊属肾，与太阳起于目内眦，上额交巅上，入络脑，至鼻柱，还出别下项，循肩膊，挟脊抵腰中，入循膂，络肾。其男子循茎下至篡，与女子等。其少腹直上者，贯脐中央，上贯心，入喉上颐环唇，上系两目之下中央，此督脉之经络也。虽督脉止于龈交，任脉止于承浆，其实二脉同起于会阴。止于龈交者，未尝不过承浆，止于承浆者，未尝不过龈交。行于前者亦行于后，行于后者亦行于前。循环周流，彼此无间。故任督分之为二，合之仍一也。夫会阴者，至阴之所也。任脉由阳行于阴，故脉名阴海。督脉由阴行于阳，故脉名阳海。非龈交穴为阳海，承浆穴为阴海也。阴交阳而阴气生，阳交阴而阳气生，任督交而阴阳自长，不如海之难量乎，故以海名之。

雷公曰：二经之脉络，予已知之矣，请问其受病何如？岐伯曰：二经气行则十二经之气通，二经气闭则十二经之气塞。男则成疝，女则成瘕，非遗溺即脊强也。雷公曰：病止此乎？岐伯曰：肾之气必假道于任督，二经气闭，则肾气塞矣。女不受妊，男不射精，人道绝矣。然则任督二经之脉络，即人死生之道路也。

雷公曰：神哉！论也。请载《外经》，以补《内经》未备。

陈士铎曰：任督之路，实人生死之途，说得精好入神。

译文

雷公问岐伯："十二经脉之外还有任脉和督脉，为何在经脉中没有提到这二脉？"岐伯回答："任脉和督脉不可忽略。二脉其实散布在其他经脉之中，因此虽只提到十二经脉，但二脉已经包含在内了。"雷公说："请详细分解说明。"岐伯解释道："任脉运行在胸部的前面，督脉运行在背部的后面。任脉起始于中极穴下，向上经过毛际到腹部内部，上行至关元穴，到达咽喉，又上行至面颊，沿着面部进入眼睛的内眦，这是任脉的经络。督脉起始于少腹，向下至骨的中央，对于女性则进入系带的廷孔，在尿道口的旁边，它的络脉沿着生殖器官，结合于肛门之间，总体肛门后，即前后二阴之间，另行绕臀部，至少阴与足太阳经脉和足少阴经脉相合，上行大腿内侧后缘，穿过脊柱，连接肾脏，与足太阳经脉相连。督脉起始于眼睛的内眦，上行至额部，交会于头顶，进入脑内，下行至鼻柱，再分别下行至颈部，沿着肩部和背部，到达腰部中央，进入脊柱两侧的肌肉，连接肾脏。对于男性，督脉沿着生殖器下行至肛门，与女性相同。从少腹部直接上行的，穿过脐中央，上行穿过心脏，进入喉部，上行至面颊，环绕口唇，上行至两眼下方的中央，这是督脉的经络。虽然督脉在龈交穴结束，任脉在承浆穴结束，实际上这两条经脉都是起源于会阴穴。在龈交穴结束的也未尝不经过承浆穴，而在承浆穴结束的也未尝不经过龈交穴，运行在前面的也运行在后面，运行在后面的也运行在前面，循环流动，彼此之间没有间隔，因此任督二脉虽然分为两条，合起来仍然是一条。会阴穴，是至阴的地方。任脉由阳向阴运行，所以称为阴海。督脉由阴向阳运行，所以称为阳海。并不是说龈交穴是阳海，承浆穴是阴海。阴与阳相交而产生阴气，阳与阴相交而产生阳气，任督相交而阴阳自然生长，不就像海一样难以测量吗，因此用海来命名。”

雷公接着问：“我已经了解了二脉的经络路径。请问这些经脉会如何影响疾病？”岐伯答道：“任督二脉的气运行，十二经脉的气就通畅；任督二脉的气闭塞，十二经脉的气就阻塞，男性会形成疝气，女性会形成瘕聚，不是遗尿就是脊柱强直。”雷公又问：“病就这些吗？”岐伯说道：“肾的气必须通过任督二脉，二脉气闭塞则肾气阻塞。女性不能怀孕，男性不能射精，人的生殖能力就丧失了。这样看来，任督二脉的经络，就是决定人生死的道路。”

雷公感叹道：“这番论述真是精妙绝伦！请将其记录在《外经》中，作为对《内经》的补充。”

陈士铎评述：任督二脉的道路，确实是人生死的关键通道，论述得深刻而精妙。

阴阳二跷篇

司马问曰：奇经八脉中，有阴跷阳跷之脉，可得闻乎？岐伯曰：《内经》言之矣。司马曰：《内经》言之，治病未验，或有未全欤。岐伯曰：《内经》约言之，实未全也。阴跷脉，足少阴肾经之别脉也，起于然骨之照海穴，出内踝上，又直上之，循阴股以入于阴，上循胸里，入于缺盆，上出人迎之前，入于目下鸠，属于目眦之睛明穴，合足太阳膀胱之阳跷而上行，此阴跷之脉也。阳跷脉，足太阳膀胱之别脉也。亦起于然骨之下申脉穴，出外踝下，循仆参，郄于附阳，与足少阳会于居髎，又与手阳明会于肩髃及巨骨，又与手太阳阳维会于臑俞，与手足阳明会于地仓及巨髎，与任脉足阳明会于承泣，合足少阴肾经之阴跷下行，此阳跷之脉也。然而跷脉之起止，阳始于膀胱而止于肾，阴始于肾而止于膀胱，此男子同然也。若女子微有异，男之阴跷起于然骨，女之阴跷起于阴股。男之阳跷起于申脉，女之阳跷起于仆参。知同而治同，知异而疗异。则阳跷之病不至阴缓阳急，阴跷之病不至阳缓阴急，何不验乎。

司马公曰：今而后，阴阳二跷之脉昭然矣。

陈士铎曰：二跷之脉分诸男女，《内经》微别，人宜知之，不可草草看过。

译文

司马问道："奇经八脉中有阴跷脉与阳跷脉，可否详细讲解？"岐伯答道："《内经》已有记载。"司马继续问："虽然《内经》有所提及，但在治疗疾病时似乎效果未必完全显现，是否还有未尽之处？"岐伯答道："《内经》仅作简要说明，确实未完全阐明。阴跷脉是足少阴肾经的分支，起于然骨的照海穴，经过内踝上方，沿着阴股向上，进入胸部的内侧，通过缺盆，上行到人迎穴的前方，进入眼下鸠部，最终属于目眦的睛明穴，与足太阳膀胱经的阳跷脉汇合后继续向上，这是阴跷脉的路径。阳跷脉是足太阳膀胱经的分支，起于然骨下的申脉穴，沿外踝下方上行，通过仆参穴，接续于附阳穴，与足少阳经在居髎穴相会，还与手阳明经在肩髃及巨骨穴相会，之后与手太阳经和阳维经在臑俞相会，与手足阳明经在地仓及巨髎穴相会，最后与任脉及足阳明经在承泣穴相会，与足少阴肾经的阴跷脉汇合后下行，这是阳跷脉的路径。虽然阴跷和阳跷的起止不同，但对于男子来说，阳跷起于膀胱而止于肾，阴跷起于肾而止于膀胱。对于女子则略有不同，男子的阴跷起于然骨，女子的阴跷起于阴股；男子的阳跷起于申脉，女子的阳跷起于仆参。如果了解它们的相同点，治疗时便可以采取相同的方式；了解它们的差异，治疗时也可以根据性别差异进行调理。这样，阳跷的病症便不会出现阴缓阳急的情况，阴跷的病症也不会出现阳缓阴急的状况，岂会不见疗效呢？”

司马感叹道：“现在我终于彻底明白阴阳二跷脉的经络了。”

陈士铎评述：阴跷脉与阳跷脉在男女之间有所区别，《内经》对此仅作了简要区分，大家应当了解其中的差异，不能草率了事。

奇恒篇

奢龙问于岐伯曰：奇恒之腑与五脏并主藏精，皆可名脏乎？岐伯曰：然。奢龙曰：脑髓骨脉胆女子胞，既谓奇恒之腑，不宜又名脏矣。岐伯曰：腑谓脏者，以其能藏阴也。阴者，即肾中之真水也。真水者，肾精也。精中有气，而脑髓骨脉胆女子胞皆能藏之，故可名腑，亦可名脏也。

奢龙曰：修真之士，何必留心于此乎？岐伯曰：人欲长生，必知斯六义，而后可以养精气，结圣胎者也。奢龙曰：女子有胞以结胎，男子无胞，何以结之？岐伯曰：女孕男不妊，故胞属之女子，而男子未尝无胞也。男子有胞，而后可以养胎息，故修真之士，必知斯六者。至要者，则胞与脑也。脑为泥丸，即上丹田也。胞为神室，即下丹田也。骨藏髓，脉藏血，髓藏气，脑藏精，气血精髓尽升泥丸，下降于舌，由舌下华池，由华池下廉泉玉英，通于胆，下贯神室。世人多欲，故血耗气散，髓竭精亡也。苟知藏而不泻，即返还之道也。奢龙曰：六者宜藏，何道而使之藏乎？岐伯曰：广成子有言，毋摇精，毋劳形，毋思虑营营，非不泻之谓乎。奢龙曰：命之矣。

陈士铎曰：脑髓骨脉胆女子胞，非脏也，非脏而以脏名之，以其能藏也，能藏故以脏名之，人可失诸藏乎。

译文

奢龙问岐伯："奇恒之腑与五脏一样都负责藏精，那它们能否也被称为'脏'呢？"岐伯答道："可以。"奢龙又问："脑、髓、骨、脉、胆和女子胞被称为奇恒之腑，既然它们是腑，为什么还可以被称为'脏'呢？"岐伯解释道："这些腑被称为'脏'是因为它们能够藏阴。阴，指的是肾中的真水，而真水就是肾精。精中包含气，而脑、髓、骨、脉、胆和女子胞都能藏住这些精气，所以它们既可称为腑，也可以称为脏。"

奢龙又问："修炼养生之人是否需要特别留意这些脏腑呢？"岐伯答："人若想长生，必须了解这六个要义，只有这样才能养护精气，结成圣胎。"奢龙接着问："女子有胞以结胎，而男子没有胞，又如何结胎呢？"岐伯解释："女子怀孕，男子不妊，因此女子胞属于女子，但男子也并非没有胞。男子有胞才能够养胎息，所以修炼之人必须知道这六者。其中最重要的是脑与胞。脑为泥丸，即上丹田；胞为神室，即下丹田。骨藏髓，脉藏血，髓藏气，脑藏精。气血精髓最终升至泥丸，通过舌头向下，经过舌下的华池，再经廉泉到达玉英，通向胆，再下贯神室。世人多欲，导致血耗气散，髓竭精亡。如果能懂得藏精而不泄精，那就是返还之道。"奢龙问："这六者确实应该被保藏，但有什么方法能使它们得到藏养呢？"岐伯回答："广成子曾说过：不要动摇精气，不要过度劳累形体，不要让思虑烦扰，这不正是保精而不泄的道理吗？"奢龙说："我明白了。"

陈士铎评述：脑、髓、骨、脉、胆、女子胞虽然不是传统意义上的脏器，但是因为它们能够藏精气，所以可以被称为"脏"。人又怎能轻易失去这些藏精之处呢？

——小络篇——

应龙问于岐伯曰：膜原与肌腠有分乎？岐伯曰：二者不同也。应龙曰：请问不同。岐伯曰：肌腠在膜原之外也。应龙曰：肌腠有脉乎？岐伯曰：肌腠膜原皆有脉也，其所以分者，正分于其脉耳。肌腠之脉内连于膜原，膜原之脉外连于肌腠。

应龙曰：二脉乃表里也，有病何以分之？岐伯曰：外引小络痛者，邪在肌腠也。内引小络痛者，邪在膜原也。应龙曰：小络又在何所？岐伯曰：小络在膜原之间也。

陈士铎曰：小络一篇，本无深文，备载诸此，以小络异于膜原耳，知膜原之异，即知肌腠之异也。

译文

应龙问岐伯："膜原和肌腠有区别吗？"岐伯答道："二者确实不同。"应龙接着问："请问它们有什么不同呢？"岐伯解释道："肌腠位于膜原之外。"应龙又问："肌腠中有经脉吗？"岐伯回答："肌腠和膜原中都有经脉，它们的区别就在于这些脉的分布。肌腠的脉向内连接膜原，而膜原的脉则向外连接肌腠。"

应龙继续问："这两种脉是表里关系，那么疾病如何区分呢？"岐伯回答："如果外面的细小络脉疼痛，那说明邪气在肌腠；如果内层的细小络脉疼痛，说明邪气在膜原。"应龙又问："那么小络具体在何处呢？"岐伯答道："小络位于膜原之间。"

陈士铎评述：这篇讨论小络的文章并没有过于复杂的内容，只是详细记录了小络与膜原的不同。了解膜原的区别，也就能够理解肌腠的不同了。

—— 肺金篇 ——

少师问曰：肺，金也；脾胃，土也。土宜生金，有时不能生金者谓何？岐伯曰：脾胃土旺而肺金强，脾胃土衰而肺金弱，又何疑乎。然而脾胃之气太旺，反非肺金所喜者，由于土中火气之过盛也。土为肺金之母，火为肺金之贼，生变为克，乌乎宜乎？

少师曰：金畏火克，宜避火矣，何又亲火乎？岐伯曰：肺近火则金气之柔者必销矣。然肺离火则金气之顽者必折矣。所贵微火以通熏肺也。故土中无火不能生肺金之气，而土中多火亦不能生肺金之气也。所以烈火为肺之所畏，微火为肺之所喜。

少师公曰：善。请问金木之生克？岐伯曰：肺金制肝木之旺，理也。而肝中火盛，则金受火炎，肺失清肃之令矣。避火不暇，敢制肝木乎？即木气空虚，已不畏肺金之刑，况金受火制，则肺金之气必衰，肝木之火愈旺，势必横行无忌，侵伐脾胃之土，所谓欺子弱而凌母强也。肺之母家受敌，御木贼之强横，奚能顾金子之困穷，肺失化源，益加弱矣。肺弱欲其下生肾水难矣。水无金生则水不能制火，毋论上焦之火焚烧，而中焦之火亦随之更炽，甚且下焦之火亦挟水沸腾矣。

少师曰：何肺金之召火也？岐伯曰：肺金，娇脏也。位居各脏腑之上，火性上炎，不发则已，发则诸火应之，此肺金之所以独受厥害也。

少师曰：肺为娇脏，曷禁诸火之威逼乎？金破不鸣，断难免矣，何以自免于祸乎？岐伯曰：仍赖肾子之水以救之。是以肺肾相亲，更倍于土金之相爱。以土生金而金难生土，肺生肾而肾能生肺。昼夜之间，肺肾之气实彼此往来，两相通而两相益也。

少师曰：金得水以解火，敬闻命矣。然金有时而不畏火者，何谓乎？岐伯曰：此论其变也。

少师曰：请尽言之。岐伯曰：火烁金者，烈火也。火气自微，何以烁金，非惟不畏火，且侮火矣。火难制金，则金气日旺，肺成顽金，过刚而不可犯，于是肃杀之气必来伐木，肝受金刑，力难生火，火势转衰，变为寒，火奚足畏乎。然而火过寒，无温气以生土，土又何以生金，久之火寒而金亦寒矣。少师曰：善。

请问金化为水而水不生木者，又何谓乎？岐伯曰：水不生木，岂金反生木乎？水不生木者，金受火融之水也。真水生木而融化之，水克木矣。

少师曰：善。

陈士铎曰：肺不燥不成顽金，肺过湿不成柔金，以肺中有火也。肺得火则金益，肺失火则金损，故金中不可无火，亦不可有火也。水火不旺，金反得其宜也，总不可使金之过旺耳。

译文

少师问岐伯：“肺属金，脾胃属土，按理土应该生金，为什么有时不能生金呢？”岐伯答道：“脾胃之土旺盛时，肺之金也强盛；脾胃之土虚弱时，肺之金也衰弱，这有什么可疑的呢？然而，脾胃之气过于旺盛时，反而不是肺金所喜欢的，这是因为土中火气太盛。土是肺金的母亲，火却是肺金的敌人。原本应该相生的，变成了相克，这又怎么能说是正常的呢？”

少师接着问："金怕火克，理应避火，为什么又要亲近火呢？"岐伯解释道："肺若太接近火，金的柔性必然会被消耗殆尽。然而，肺若远离火，金的刚性又会变得过于顽固，容易折断。因此，适度的微火对于温润肺气是有益的。如果土中没有火，便不能生出肺金的气；但土中火气过多，也同样不能生出肺金之气。所以，烈火是肺所畏惧的，而微火则是肺所喜爱的。"

少师公说："好。请问金与木的生克关系如何？"岐伯答道："肺金可以抑制肝木的旺盛，这是正常的道理。然而，如果肝中火气太盛，肺金便会被火炎克制，失去清肃的作用。此时肺避火不及，哪里还敢去克制肝木呢？若木气虚弱，本不畏惧肺金的刑克，何况肺金受火克制，金气必然衰弱，而肝木的火气愈加旺盛，必然横行无忌，侵犯脾胃之土。这就像子弱而母强，子被欺凌，母也难以抵挡。肺的母亲——脾土受到木的侵伐，自然无力顾及困境中的肺金。肺失去其化源，变得更加虚弱。肺金虚弱，想要滋生肾水就变得更加困难。水若没有金的生助，也无法制火。不仅上焦的火焰熊熊，中焦的火焰也更加炽盛，下焦的火焰更是如同水中沸腾一般。"

少师问："为何肺金会招来火气呢？"岐伯答："肺金是娇脏，位于诸脏腑之上，火性上炎，一旦火气爆发，所有的火都会汇聚到肺金之处，这就是肺金独受其害的原因。"

少师问："既然肺是娇脏，如何能抵御火气的威胁呢？金被破损必然难以避免，那么如何自救呢？"岐伯答："要依赖肾水来救助肺金。因此，肺肾之间的关系要比土金之间的关系更为紧密。虽然土生金，但金难以生土；而肺生肾，肾却能生肺。昼夜之间，肺与肾的气彼此交替往来，相互促进。"

少师说："金得水以解火，这道理我明白了。然而金有时不怕火，又是什么原因呢？"岐伯答："这是因为情况有所变化。"

少师请岐伯详细说明，岐伯说道："火能够熔化金，前提是火气极盛，若火气微弱，又怎能熔化金呢？在火气微弱的情况下，金不仅不怕火，甚至能克制火。火无法克制金，金气便会日益强盛，肺金变得过于刚硬，不可侵犯，于是肃杀之气会来克制肝木。肝木被金气克制，难以生成火，火势逐渐减弱，转为寒火。这时火已不足为惧。然而，火气过寒，没有温气生养脾土，脾土也难以生金。久而久之，火寒而金亦寒。"

少师接着问："当金化为水，而水却不生木，这是为什么呢？"岐伯答："水不生木，难道是金反而生木吗？水不生木的原因是金受火熔化后的水，这种水无法生木，反而克木。真正的水才能生木，而熔化之水反而会抑制木的生长。"

少师说："很好。"

陈士铎评述：肺如果不干燥，就不会成为顽固之金；肺若过于潮湿，则无法成为柔和之金。这是因为肺中有火的存在。肺得火则金更强，肺失火则金受损。因此，金中不能没有火，但也不能有过多的火。水火不过旺，金便得其所，总之不可使金过于强盛。

—— 肝木篇 ——

少师曰：肝属木，木非水不养，故肾为肝之母也，肾衰则木不旺矣。是肝木之虚，皆肾水之涸也。然而肝木之虚不全责肾水之衰者何故？岐伯曰：此肝木自郁也。木喜疏泄，遇风寒之邪，拂抑之事，肝辄气郁不舒，肝郁必下克脾胃，制土有力，则木气自伤，势必求济肾水，水生木而郁气未解，反助克土之横，土怒水助，转来克水，肝不受肾之益，肾且得土之损，未有不受病者也。肾既病矣，自难滋肝木之枯。肝无水养，其郁更甚，郁甚而克土愈力，脾胃受伤，气难转输，必求救于心火，心火因肝木之郁，全不顾心，心失化源，何能生脾胃之土乎？于是怜土子之受伤，不敢咎肝母之过逆，反嗔肺金不制肝木，乃出其火而克肺，肺无土气之生，复有心火之克，则肺金难以自存，听肝木之逆，无能相制矣。

少师曰：木无金制宜木气之舒矣，何以仍郁也？岐伯曰：木性曲直，必得金制有成，今金弱木强，则肝寡于畏，任郁之性以自肆，土无可克，水无可养，火无可助，于是木空受焚矣，此木无金制而愈郁也。所以治肝必解郁为先，郁解而肝气自平，何至克土。土无木克，则脾胃之气自易升腾，自必忘克肾水，转生肺金矣。肺金得脾胃二土之气，则金气自旺，令行清肃，肾水无匮乏之忧，且金强制木，木无过旺，肝气平矣。

少师曰：肝气不平，可以直折之乎？岐伯曰：肝气最恶者郁也，其次则恶不平，不平之极，即郁之极也，故平肝尤尚解郁。

少师曰：其故何也？岐伯曰：肝气不平，肝中之火过旺也。肝火过旺，由肝木之塞也。外闭内焚，非烁土之气，即耗心之血矣。夫火旺宜为心之所喜，然温火生心，烈火逼心。所以火盛之极，可暂用寒凉以泻肝火；郁之极，宜兼用舒泄以平肝也。

少师曰：善。

陈士铎曰： 木不郁则不损，肝木之郁，即逆之之谓也。人能解郁，则木得其平矣，何郁之有。

译文

少师问道："肝属木，而木必须依赖水才能滋养，因此肾为肝之母，肾衰则木不旺盛。这就是说肝木的虚弱都源于肾水的枯竭。然而，为何肝木的虚弱并不完全归咎于肾水的衰退呢？"岐伯答道："这是因为肝木本身的郁结。木喜疏泄，但遇到风寒之邪或抑郁之事，肝气便容易郁结不舒。肝气郁结则会下克脾胃，抑制土的力量，而肝木本身也会因此受伤。肝木受伤后，会向肾水寻求帮助，水虽能生木，但肝的郁气未解，反而助长了对土的压制。土气因被压制而发怒，反过来又会克制肾水。此时肝无法从肾水中获益，肾也会因土的损害而受病，最终两者都难以避免疾病的发生。肾既已受损，自然难以滋养肝木。肝无水养，其郁结愈加严重。郁结愈重，肝木对脾胃的克制也就越强。脾胃受伤，气机难以转输，便会向心火寻求帮助。然而，心火因肝木的郁结而无法正常运作，心失去了化生脾胃土气的源头，哪里还能生土呢？于是，脾土因受损而难以发挥功能，却不敢指责肝母的过错，反而迁怒于肺金，认为肺金未能有效克制肝木。于是，心火加重对肺的克制，肺气不仅没有土气的生助，还受到心火的压制，导致肺金难以维持。这样一来，肝木横行无忌，肺金无力克制。"

少师又问："木无金的克制，木气理应舒畅，为什么还会郁结呢？"岐伯解释："木的本性是曲直，必须在金的克制下才能得以伸展。如果金气太弱，而木气过强，肝木就会缺乏畏惧，任由郁气自肆，脾土无力克水，无法滋养心火，无法助长木气，最终木气反而受火焚烧。这就是木无金克制反而愈加郁结的原因。因此，治疗肝木应当首先解郁，郁气得解，肝气自然平和。肝不再克制脾土，脾胃的气机就能顺利上升。脾胃气机正常，肾水也能滋养肺金，肺金得到了脾胃之气，金气自然旺盛，能够清肃肝木。肾水也无须担心匮乏，同时金强而能有效克制肝木，肝气平和。"

少师问："肝气不平是否可以直接压制呢？"岐伯答："肝气最忌讳的就是郁结。其次是不平，而不平的极致便是郁结的极致。因此，平肝的关键在于解郁。"

少师追问："为何如此呢？"岐伯解释："肝气不平，往往是因为肝中火气过旺。

肝火过旺，是由于肝木的郁结。外郁内焚，不是灼烧脾土之气，就是耗损心血。火旺本应为心所喜，但温火可以滋养心，而烈火则会逼迫心神。所以，肝火极盛时，可以暂用寒凉之物来泻火。若肝火郁结极致，则应同时使用疏泄之法来平肝。”

少师说：“很好。”

陈士铎评述：木若不郁结，则不会受损。肝木的郁结，便是其气机逆乱的表现。若能解开郁结，木气就能恢复平和，哪里还会有郁结呢？

—— 肾水篇 ——

少师曰：请问肾水之义？岐伯曰：肾属水，先天真水也。水生于金，故肺金为肾母。然而肺不能竟生肾水也，必得脾土之气熏蒸，肺始有生化之源。

少师曰：土克水者也，何以生水？岐伯曰：土贪生金，全忘克水矣。

少师曰：金生水，而水养于金何也？岐伯曰：肾水非肺金不生，肺金非肾水不润。盖肺居上焦，诸脏腑之火咸来相逼，苟非肾水灌注，则肺金立化矣，所以二经子母最为关切，无时不交相生，亦无时不交相养也。是以补肾者必须益肺，补肺者必须润肾，始既济而成功也。

少师曰：肾得肺之生即得肺之损，又何以养各脏腑乎？岐伯曰：肾交肺而肺益生肾，则肾有生化之源，山下出泉涓涓，正不竭也。肾既优渥，乃分其水以生肝，肝木之中，本自藏火，有水则木且生心，无水则火且焚木，木得水之济，则木能自养矣。木养于水，木有和平之气，自不克土，而脾胃得遂其升发之性，则心火何至躁动乎，自然水不畏火之炎，乃上润而济心矣。

少师曰：水润心，固是水火之既济，但恐火炎而水不来济也。岐伯曰：水不润心，故木无水养也。木无水养，肝必干燥，火发木焚，烁尽脾胃之液，肺金救土之不能，何暇生肾中之水。水涸而肝益加燥，肾无沥以养肝，安得余波以灌心乎。肝木愈横，心火愈炎，肾水畏焚，因不上济于心，此肾衰之故，非所谓肾旺之时也。

少师曰：肾衰不能济心，独心受其损乎？岐伯曰：心无水养则心君不安，乃迁其怒于肺金，遂移其火以逼肺矣。肺金最畏火炎，随移其热于肾，而肾因水竭，水中之火正无所依，得心火之相会，翕然升木，变出龙雷，由下焦而腾中焦，由中焦而腾上焦，有不可止遏之机矣。是五脏七腑均受其害，宁独心受损乎。

少师曰：何火祸之酷乎？岐伯曰：非火多为害，乃水少为炎也。五脏有脏火，七腑有腑火，火到之所，同气相亲，故其势易旺，所异者，水以济之也。而水止肾脏之独有，且水中又有火也，水之不足，安敌火之有余。此肾脏所以有补无泻也。

少师曰：各脏腑皆取资于水，宜爱水而畏火矣，何以多助火以增焰乎？岐伯曰：水少火多，一见火发，惟恐火之耗水，竟来顾水，谁知反害水乎，此祸生于爱，非恶水而爱火也。

少师曰：火多水少，泻南方之火，非即补北方之水乎？岐伯曰：水火又相根也，无水则火烈，无火则水寒。火烈则阴亏也，水寒则阳消也。阴阳两平，必水火既济矣。

少师曰：火水既济，独不畏土之侵犯乎？岐伯曰：土能克水，而土亦能生水也。水得土以相生，则土中出水，始足以养肝木而润各脏腑也。第不宜过于生之，则水势汪洋，亦能冲决堤岸，水无土制，变成洪水之逆流，故水不畏土之克也。

少师曰：善。

陈士铎曰：五行得水则润，失水则损，况取资多而分散少乎。故水为五行之所窃，不可不多也。说得水之有益，有此可悟水矣。

译文

少师问道：“请问肾水的意义是什么？”岐伯答道：“肾属水，是先天的真水。水生于金，因此肺金是肾水的母亲。然而，肺不能独自生肾水，必须借助脾土之气的蒸腾作用，肺金才有生化的源泉。”

少师又问：“土克水，为什么还能生水呢？”岐伯解释道：“土虽然克水，但它更贪生金，因而忘记了克水的本性。”

少师接着问：“金生水，水又滋养金，为什么会这样呢？”岐伯答道：“肾水依赖肺金而生，肺金也需要肾水的滋润。肺居上焦，诸脏腑的火气都会逼近肺部，若没有肾水的灌注，肺金很快就会被火气侵蚀。因此，二经（肺与肾）之间的关系十分紧密，彼此相生相养。因此，补肾时必须同时益肺，补肺时也要润肾，才能达到平衡和成功。”

少师又问：“肾得肺之生，便也会受肺之损，那么肾如何养护其他脏腑呢？”岐伯答：“肾与肺相交，肺气助长肾水，肾就如山下涓涓的泉水，持续不断。肾水充足后，分其水以滋养肝木。肝木本身藏有火，有了水的滋养，木能生火；没有水，火则会焚烧肝木。木得水的滋养，便能自我调养，不再克制脾土，脾胃便能顺利发挥升发的功能。这样，心火也不会躁动，水便能上润心脏，达到水火相济。”

少师说道：“水润心是水火相济的体现，但我担心火炎过盛而水无法来救济。”岐伯解释道：“水无法润心，是因为木无水养。木无水养则肝干燥，火焰焚木，耗尽脾胃的液体。肺金无法救助脾土，又哪里有余力生肾水？肾水枯竭，肝木愈加干燥，肾无力滋养肝木，又如何能有多余的水来灌注心脏呢？肝木越发横行，心火越加旺盛，肾水因惧怕火焰而无法上济心脏，这便是肾衰的原因。”

少师又问：“肾衰无法滋润心脏，是否只有心脏受损呢？”岐伯答道：“心无水养，心君不安，便将怒气迁移到肺金，肺金又畏惧火炎，将热气转移到肾中。肾水枯竭，水中之火无所依托，得心火相助，便会变化出龙雷之火，从下焦窜到中焦，再从中焦窜到上焦，形成无法遏制的态势。这时五脏六腑都会受到其害，哪里只有心脏受损呢？”

少师感叹道：“为何火的祸害如此严重？”岐伯解释：“并不是火多为害，而是水少而使火炎旺。五脏有脏火，六腑有腑火，火到之处气势相应，自然容易旺盛。不同之处在于水可以抑制火，而水只在肾脏中独有，水中又含有火。水不足，自然无法抵御旺盛的火。这就是肾脏需要补养而不能泻的原因。”

少师又问：“既然各脏腑都依赖水，那为何还要增助火气，使火更旺呢？”岐伯答：“水少火多，火一旦发作，人们往往惧怕火会消耗水，反而更加关注水的不足，殊不知这正是火旺耗水的原因。这是出于爱护水而导致的灾祸，并非厌恶水而偏爱火。”

少师继续问：“既然火多水少，泻南方之火难道不能补北方之水吗？”岐伯答：“水与火本是相互依存的。没有水则火烈，没有火则水寒。火太旺会损伤阴气，水太寒会耗尽阳气。阴阳平衡，必须靠水火相济。”

少师问：“水火相济后是否还怕土的侵犯呢？”岐伯答：“土虽然能克水，但土也能生水。水得土的滋养，才能从土中生出水，滋养肝木并润泽各脏腑。然而，不能过度生土，否则水势汪洋，反而会冲毁堤岸。水若没有土的控制，便会变成泛滥的洪水。因此，水并不畏惧土的克制。”

少师说道：“很好。”

陈士铎评述：五行得水则润，失水则损。尤其是水的资助多而分散少，因此水为五行中最为重要，由此可以领悟水的重要性。

—— 心火篇 ——

少师曰：心火，君火也，何故宜静不宜动？岐伯曰：君主无为，心为君火，安可有为乎？君主有力，非生民之福也。所以心静则火息，心动则火炎。息则脾胃之土受其益，炎则脾胃之土受其灾。

少师曰：何谓也？岐伯曰：脾胃之土喜温火之养，恶烈火之逼也。温火养则土有生气，而成活土，烈火逼则土有死气，而成焦土矣。焦火何以生金，肺金干燥，必求济于肾水，而水不足以济之也。

少师曰：肾水本济心火者也，何以救之无裨乎？岐伯曰：人身之肾水，原非有余，况见心火之太旺，虽济火甚切，独不畏火气之烁乎？故避火之炎，不敢上升于心中也。心无水济则心火更烈，其克肺益甚，肺畏火刑，必求援于肾子，而肾子欲救援而无水，又不忍肺母之凌烁，不得不出其肾中所有，倾国以相助，于是水火两腾，升于上焦，而与心相战。心因无水以克肺，今见水不济心，火来助肺，欲取其水而转与火相合，则火势更旺。于是肺不受肾水之益，反得肾火之虐矣。斯时肝经之木见肺金太弱，亦出火以焚心，明助肾母以称，于实报肺仇而加刃也。

少师曰：何以解氛乎？岐伯曰：心火动极矣，安其心而火可息也。

少师曰：可用寒凉直折其火乎。岐伯曰：寒凉可暂用，不可久用也。暂用则火化为水，久用则水变为火也。

少师曰：斯又何故欤？岐伯曰：心火必得肾水以济之也。滋肾安心，则心火永静；舍肾安心，则心火仍动矣。

少师曰：凡水火未有不相克也，而心肾水火何相交而相济乎？岐伯曰：水不同耳。肾中邪水，最克心火；肾中真水，最养心火。心中之液，即肾内真水也。肾之真水旺而心火安，肾之真水衰而心火沸。是以心肾交而水火既济，心肾开而水火未济也。

少师曰：心在上，肾在下，地位悬殊，何彼此乐交无间乎？岐伯曰：心肾之交，虽胞胎导之，实肝木介之也。肝木气通，肾无阻隔；肝木气郁，心肾即闭塞也。

少师曰：然则肝木以又何以养之？岐伯曰：肾水为肝木之母，补肾即所以通肝。木非水不旺，火非木不生。欲心液之不枯，必肝血之常足；欲肝血之不乏，必肾水之常盈。补肝木，要不外补肾水也。

少师曰：善。

陈士铎曰：心火，君火也。君心为有形之火，可以水折，不若肾中之火为无形之火也，无形之火可以水养。知火之有形无形，而虚火实火可明矣。

译文

少师问道："心火是君火，为何宜静不宜动？"岐伯回答："君主应无为而治，心作为君火，自然也不应有为。若君主过于有力，反而不利于百姓。因此，心静则火息，心动则火炎。心火息，则脾胃之土受益；心火炎，则脾胃之土受损。"

少师问："这是什么意思？"岐伯解释道："脾胃之土喜欢温火的滋养，却害怕烈火的逼迫。温火能滋养土，使之成为生气勃勃的活土；而烈火则会使土失去生机，变成焦土。焦土无法生金，肺金干燥，必然寻求肾水的滋润，但此时肾水不足，难以救助。"

少师又问："肾水本应济助心火，为什么无法救助心火呢？"岐伯答道："人体的肾水本来就不充盈，况且在心火过旺的情况下，虽渴望救助心火，但也怕被火气烁伤。因此，肾水避开火炎，不敢上升到心脏。心无水济，心火愈加旺盛，肺金受心火的克制更为严重。肺畏火刑，求助于肾水，但肾水不足，只能倾尽所有来相助。这时，水火两股气息一同升至上焦，与心火交战。心火因缺乏水来克制肺金，而当水不济心火时，心火反而助长肺火，使火势更旺。此时，肺不仅得不到肾水的滋养，反而受到了肾火的压迫。此时肝经的木见肺金太弱，也生出火来焚烧心脏，表面是帮助肾母，但实际上用刑罚报复肺金。"

少师问："如何化解这种危机呢？"岐伯答："心火极盛，安抚心神，火便会平息。"

少师追问："能否直接用寒凉之药来抑制心火呢？"岐伯答道："寒凉可以暂时使用，但不可久用。短期使用可以将火化为水，但长期使用则会导致水变为火。"

少师问："为何会如此呢？"岐伯解释道："心火必须得肾水来济助。滋养肾水，安抚心神，心火自然平静。若不滋养肾水，心火仍然会活跃。"

少师问："一般来说，水火是相克的，为什么心与肾的水火能相互交融相济呢？"岐伯答："肾中有两种水，一种是真水，一种是邪水。肾中的邪水会克制心火，而肾中的真水则会滋养心火。心中的液体实际上就是肾中的真水。肾真水旺盛，心火自然安定；肾真水衰弱，心火则会过旺。因此，心肾相交，水火相济，心肾若失衡，水火便无法协调。"

少师问："心在上，肾在下，两者地位悬殊，为何还能如此和谐交融呢？"岐伯答："心肾的相交，虽由胞胎导引，但真正调节它们的是肝木。肝木气畅通，肾水便无阻隔；若肝木气郁结，心肾之间便会闭塞。"

少师又问："那么肝木如何滋养心肾呢？"岐伯解释道："肾水是肝木之母，补肾即是通肝木。没有木，水便无法旺盛；没有肝木，火便无法生长。要保持心液不枯竭，肝血必须充足；要想肝血不衰竭，肾水必须盈满。因此，补肝木的关键在于补肾水。"

少师说道："很好。"

陈士铎评述：心火是君火，君火是有形之火，可以用水来抑制；而肾中之火则是无形之火，无形之火可以通过水来滋养。明白了火的有形与无形，虚火与实火的差异也就清楚了。

四 卷

—— 脾土篇 ——

少师问曰：脾为湿土，土生于火，是火为脾土之父母乎？岐伯曰：脾土之父母，不止一火也。心经之君火，包络三焦命门之相火，皆生之。然而君火之生脾土甚疏，相火之生脾土甚切，而相火之中，命门之火尤为最亲。

少师曰：其故何欤？岐伯曰：命门盛衰即脾土盛衰，命门生绝即脾土生绝也。盖命门为脾土之父母，实关死生，非若他火之可旺可微、可有可无也。

少师曰：命门火过旺，多非脾土之宜，又何故乎？岐伯曰：火少则土湿，无发生之机，火多则土干，有燥裂之害。盖脾为湿土，土中有水，命门者，水中之火也，火藏水中，则火为既济之火，自无亢焚之祸，与脾土相宜，故火盛亦盛，火衰亦衰，火生则生，火绝则绝也。若火过于旺，是火胜于水矣。水不足以济火，乃未济之火也。火似旺而实衰，假旺而非真旺也，与脾土不相宜耳，非惟不能生脾，转能耗土之生气。脾土无生气，则赤地干枯，欲化精微以润各脏腑难矣。且火气上炎，与三焦包络之火直冲而上，与心火相合，火愈旺而土愈耗，不成为焦火得乎？

少师曰：焦土能生肺金乎？岐伯曰：肺金非土不生，今土成焦土，中鲜润泽之气，何以生金哉，且不特不生金也，更且嫁祸于肺矣。盖肺乏土气之生，又多火气之逼，金弱木强，必至之势也。木强凌土，而土败更难生金，肺金绝而肾水亦绝也。水绝则木无以养，木枯自焚，益添火焰，土愈加燥矣。

少师曰：治何经以救之？岐伯曰：火之有余，水之不足也。补水则火自息，然而徒补水则水不易生，补肺金火气，则水有化源，不患乎无本也。肾得水以制火，则水火相济，火无偏旺之害，此治法之必先补水也。

少师曰：善。

陈士铎曰：脾土与胃土不同生，脾土与胃土生不同。虽生土在于火也，然火各异。生脾土必须于心，生胃土必须于包络。心为君火，包络为相火也，二火断须补肾，以水能生火耳。

译文

少师问："脾为湿土，土生于火，那么火是否为脾土的父母呢？"岐伯答道："脾土的父母不止一个火源。心的君火、包络与三焦、命门的相火，都能滋生脾土。然而，君火滋生脾土的力量较弱，相火滋生脾土的力量则较强，特别是命门的火，和脾土关系最为亲密。"

少师问："这是为什么呢？"岐伯解释："命门的盛衰直接关系到脾土的盛衰。命门之火若断绝，脾土也将不复存在。命门之火是脾土的真正父母，掌控生死，与其他火的旺衰不同。其他火可以时强时弱，有时存在，有时消失，但命门之火的变化决定着脾土的生死。"

少师问："如果命门之火过于旺盛，不是对脾土不利吗？这又是为何呢？"岐伯答："火少则脾土湿重，失去生机；火多则脾土干燥，有裂开的风险。脾为湿土，土中含有水，而命门之火是水中的火。火藏于水中，形成既济之火，不会有过度焚烧的祸害，正与脾土相宜。火盛则脾土盛，火衰则脾土衰，火生则脾土生，火绝则脾土绝。如果火过旺，超越了水的调节能力，水不足以制火，就成了未济之火。看似火旺，实际上火衰，表面假旺而非真旺。这样的火与脾土不相宜，不但不能滋养脾土，反而消耗了脾土的生气，导致脾土干枯，无法转化精微以润养脏腑。如果火气上炎，与三焦和包络之火直冲上升，与心火相合，火愈旺，土气愈耗，最终形成焦土。"

少师问："焦土能生肺金吗？"岐伯答："肺金不能没有土的生气。若土已成焦土，失去了润泽之气，又如何生金？不仅无法生金，还会给肺带来灾害。因为肺缺乏土气的生助，且被火气逼迫，肺金虚弱，木气过强。这种情况下，木强凌土，土败得更厉害，金气难以生长，肺金衰败，肾水也会枯竭。水枯竭，木无法得到滋养，木枯自焚，火焰愈加旺盛，脾土更加干燥。"

少师问："该如何治疗呢？"岐伯答："这是火过盛而水不足的结果，补水可以让火自行平息。但单纯补水，水难以生成；补肺金以制火气，水才能有化生的源泉，不必担心无水可用。肾水充足，能制火，则水火相济，火无偏旺之害。这就是治疗时必须先补水的原因。"

少师说：“很好。”

陈士铎评述：脾土与胃土有所不同，脾土的生长与胃土的生长方式也不同。虽然脾土和胃土都依赖火来生长，但两者的火源各异。滋养脾土需依赖心火，而滋养胃土需依赖包络火。心火为君火，包络火为相火，二者都必须通过补肾水来平衡，因为水能生火。

—— 胃土篇 ——

少师问曰：脾胃皆土也，有所分乎？岐伯曰：脾，阴土也；胃，阳土也。阴土逢火则生，阳土必生于君火。君火者，心火也。

少师曰：土生于火，火来生土，两相亲也，岂胃土遇三焦命门之相火辞之不受乎？岐伯曰：相火与胃不相合也，故相火得之而燔，不若君火得之而乐也。

少师曰：心包亦是相火，何与胃亲乎？岐伯曰：心包络代君火以司令者也，故心包相火即与君火无异，此胃上之所以相亲也。

少师曰：心包代心之职，胃土取资心包，无异取资心火矣。但二火生胃土则受益，二火助胃火则受祸者何也？岐伯曰：胃土衰则喜火之生，胃火盛则恶火之助也。

少师曰：此又何故欤？岐伯曰：胃，阳土，宜弱不宜强。

少师曰：何以不宜强也？岐伯曰：胃多气多血之府，其火易动，动则燎原而不可制，不特烁肺以杀子，且焚心以害母矣。且火之盛者，水之涸也。火沸上腾，必至有焚林竭泽之虞，烁肾水，烧肝木，其能免乎？

少师曰：治之奈何？岐伯曰：火盛必济之水，然水非外水也，外水可暂救以止炎，非常治之法也，必大滋其内水之匮。内水者，肾水也。然而火盛之时，滋肾之水，不能泻胃之火，以火旺不易灭，水衰难骤生也。

少师曰：又将奈何？岐伯曰：救焚之法，先泻胃火，后以水济之。

少师曰：五脏六腑皆藉胃气为生，泻胃火不损各脏腑乎？吾恐水未生，肾先绝矣。岐伯曰：火不息则土不安，先息火，后济水，则甘霖优渥，土气升腾，自易发生万物，此泻胃正所以救胃，是泻火非泻土也。胃土有生机，各脏腑岂有死法乎？

此救胃又所以救肾，并救各脏腑也。

少师曰：胃气安宁，肝木来克奈何？岐伯曰：肝来克胃，亦因肝木之燥也，木燥则肝气不平矣。不平则木郁不伸，上克胃土，土气自无生发之机。故调胃之法，以平肝为重。肝气平矣，又以补水为急，水旺而木不再郁也。惟是水不易旺，仍须补肺，金旺则生水，水可养木，金旺则制木，木不克土，胃有不得其生发之性者乎？

少师曰：善。

陈士铎曰：胃土以养水为主。养水者，助胃也。胃中有水则胃火不沸，故补肾正所以益胃也。可见胃火之盛，由于肾水之衰，补肾水，正补胃土也。故胃火可杀，胃火宜培，不可紊也。

译文

少师问道："脾与胃同属土，它们之间有区别吗？"岐伯答："脾是阴土，胃是阳土。阴土遇火则生，阳土则必须生于君火，而君火就是心火。"

少师又问："土生于火，火生土，两者互相亲和。那为何胃土遇到三焦和命门的相火却不接受呢？"岐伯解释道："相火与胃土不相合，若相火滋养胃土，反而会引发灼烧，远不如君火滋养胃土让它感到愉悦。"

少师又问："心包也是相火，为什么它与胃土相亲呢？"岐伯答道："心包代替君火掌管调节，因此心包的相火与君火无异，这也是胃土与心包相亲的原因。"

少师继续问："心包代替心火的职能，胃土从心包获取滋养，这不就等同于从心火获取滋养吗？但是，为什么二火生胃，土受益；二火助胃，火却带来灾祸呢？"岐伯解释道："当胃土虚弱时，它喜火来生养；但当胃火旺盛时，它则害怕火的助长。"

少师问："这是为什么呢？"岐伯答："胃阳土适宜柔弱，而不宜过强。"

少师问："为什么不宜过强呢？"岐伯解释："胃是多气多血的府，其火容易被引发，火一旦动，就如燎原之火，难以控制。不仅会灼烧肺金伤害'子'，还会焚烧心火伤害'母'。火旺盛也会导致水枯竭，火焰沸腾上升，容易导致焚林竭泽之祸，甚至会烧尽肾水和肝木，怎能避免呢？"

少师问："该如何治疗呢？"岐伯答："火盛必须用水来调节，但所说的水不是外界的水，外界的水只能暂时缓解火势，并非长久之策。必须大量补充内在的水源，这就是肾水。然而，当火势过旺时，单靠滋养肾水无法立即抑制胃火，因为火旺不易熄灭，水衰也难以迅速生成。”

少师问：“那该怎么办呢？”岐伯答：“救治火灾，首先要泻胃火，随后再用水来滋养。”

少师继续问：“五脏六腑都依赖胃气生长，泻胃火会不会损害各脏腑？我担心水还未生成，肾就先枯竭了。”岐伯解释：“火不平息，土便不安稳。先平息火焰，再滋润水气，这样甘霖充足，土气自然上升，容易产生万物。泻胃火其实是在救胃，这是泻火而不是泻土。胃土一旦有了生机，各脏腑怎会衰亡？这不仅是在救胃，也是在救肾，并救助所有脏腑。”

少师问：“胃气安定后，肝木若来克胃，该如何应对？”岐伯解释：“肝克胃是因为肝木干燥。肝木干燥导致肝气不平，肝气不平，木气郁结不舒，便会克制胃土，胃气因此失去生发的机会。因此，调理胃的关键在于平肝。肝气平和后，应立即补水，水旺则肝木不会再郁结。然而水不易旺盛，仍需补肺金，金旺则生水，水养木，金又能制木，木不再克土，胃气便能顺畅生发。”

少师说：“很好。”

陈士铎评述：胃土以滋养为主，滋养水源可助胃。如果胃中有水，火再旺也不会沸腾，所以补肾其实也是在帮助胃。由此可见，胃火的旺盛往往由于肾水的衰弱，补肾水实际上就是在补胃土。因此，胃火可以抑制，但必须合理培土，不能紊乱。

—— 包络火篇 ——

少师曰：心包之火，无异心火，其生克同乎？岐伯曰：言同则同，言异则异。心火生胃，心包之火不止生胃也。心火克肺，心包之火不止克肺也。

少师曰：何谓也？岐伯曰：心包之火生胃，亦能死胃。胃土衰，得心包之火而土生，胃火盛，得心包之火而土败。土母既败，肺金之子何能生乎？

少师曰：同一火也，何生克之异？岐伯曰：心火，阳火也，其势急而可避；心包之火，阴火也，其势缓而可亲。故心火之克肺，一时之刑；心包之克肺，实久远之害。害生于刑者，势急而患未大；害生于恩者，势缓而患渐深也。

少师曰：可救乎？岐伯曰：亦在制火之有余而已。

少师曰：制之奈何？岐伯曰：心包，阴火，窃心之阳气以自养，亦必得肾之阴气以自存。心欲温肾，肾欲润心，皆先交心包以通之，使肾水少衰，心又分其水气，肾且供心火之不足，安能分余惠以慰心包，心包干涸，毋怪其害胃土也。补肾水之枯则水足灌心，而化液即足，注心包而化津，此不救胃，正所以救胃也。

少师曰：包络之火可泻乎？岐伯曰：胃土过旺，必泻心包之火，然心包之火可暂泻而不可久泻也。心包逼近于心，泻包络则心火不宁矣。

少师曰：然则奈何？岐天师曰：肝经之木，包络之母也，泻肝则心包络之火必衰矣。少师曰：肝亦心之母也，泻肝而心火不寒乎？岐天师曰：暂泻肝，则包络损其焰而不至于害心，即久泻肝，则心君减其炎亦不至于害包络，犹胜于直泻包络也。

少师曰：诚若师言。泻肝经之木可救急而不可图缓，请问善后之法？岐伯曰：水旺则火衰，既济之道也，安能舍补肾水，别求泻火哉。

少师曰：善。

陈士铎曰：包络之火为相火，相火宜补不宜泻也，宜补而用泻，必害心包矣。

译文

少师问道："心包的火与心火相同，其生克关系也相同吗？"岐伯回答："如果说它们相同，那确实相同；如果说不同，那也有区别。心火生胃，而心包的火不仅生胃。心火克肺，而心包的火不仅克肺。"

少师问："这是什么意思？"岐伯解释："心包之火能生胃，但也能伤胃。胃土虚弱时，得到心包之火，胃土会生长；而当胃火过旺时，得到心包之火反而会导致胃土衰败。土母一旦衰败，肺金之子又如何能生长呢？"

少师继续问："既然是同一火，为什么生克关系不同？"岐伯答："心火为阳火，其势急而易避；心包之火为阴火，其势缓而可亲近。心火克肺，是一时的刑罚，而心包之火克肺，则是长久的伤害。由刑罚引发的伤害，虽来势急，却并不严重；但由恩惠而生的伤害，虽缓慢，却影响深远。"

少师问："这可以救治吗？"岐伯答："救治之法在于抑制过剩的火气。"

少师问："该如何抑制呢？"岐伯解释："心包的阴火会窃取心的阳气来滋养自己，因此必须依靠肾的阴气来维持生存。心想温暖肾，肾想润养心，必须通过心包来沟通。如果肾水稍有衰竭，心就会分出自己的水气来补足肾水，肾还需供应心火所需，哪里还有多余的水来润泽心包？心包干涸，胃土也会因此受到损害。补充肾水，使水足以灌溉心脏，化生成液，进而滋润心包，这是救胃的根本之道。”

少师问：“心包之火可以泻吗？”岐伯答：“当胃土过旺时，确实可以泻心包之火。然而，心包的火只能暂时泻，不可久泻。心包与心脏紧密相连，泻心包之火会使心火不安。”

少师问：“那么该怎么办呢？”岐伯答：“肝木是心包的母亲，泻肝木就能使心包之火衰减。”

少师问：“但肝也是心的母亲，泻肝木会不会导致心火过寒呢？”岐伯解释：“暂时泻肝木能削弱心包之火，而不会伤害心脏；即便久泻肝木，也只是让心火稍微减少一些，并不会对心包造成伤害，这总比直接泻心包之火更好。”

少师说：“正如您所言，泻肝经之木可以应急，但无法长期使用。请问善后的方法是什么？”岐伯答：“水旺则火衰，这是调和之道。只有补充肾水才能根本解决火旺的问题，无法依赖泻火为长期之策。”

少师说：“很好。”

陈士铎评述：心包之火为相火，相火应当滋补，而不是泻火。如果用泻火之法，必定会伤害心包。

—— 三焦火篇 ——

少师曰：三焦无形，其火安生乎？岐伯曰：三焦称腑，虚腑也。无腑而称腑，有随寓为家之义。故逢木则生、逢火则旺，即逢金逢土，亦不相仇而相得，总欲窃各脏腑之气以自旺也。

少师曰：三焦耗脏腑之气，宜为各脏腑之所绝矣，何以反亲之也？岐伯曰：各脏腑之气，非三焦不能通达上下，故乐其来亲而益之以气，即有偷窃，亦安焉而不问也。

少师曰：各脏腑乐与三焦相亲，然三焦乐与何脏腑为更亲乎？岐伯曰：最亲者，胆木也。胆与肝为表里，是肝胆为三焦之母，即三焦之家也。无家而寄生于母家，不无府而有府乎，然而三焦之性喜动恶静，上下同流，不乐安居于母宅，又不可谓肝胆之宫竟是三焦之府也。

少师曰：三焦火也，火必畏水，何故与水亲乎？岐伯曰：三焦之火最善制水，非亲水而喜入于水也。盖水无火气之温则水成寒水矣，寒水何以化物，故肾中之水得三焦之火而生，膀胱之水得三焦之火而化，火与水合，实有既济之欢也。但恐火过于热，制水太甚，水不得益而得损，必有干燥之苦也。

少师曰：然则何以治之？岐伯曰：泻火而水自流也。

少师曰：三焦无腑，泻三焦之火，何从而泻之？岐伯曰：视助火之脏腑以泻之，即所以泻三焦也。

少师曰：善。

陈士铎曰： 三焦之火附于脏腑，脏腑旺而三焦旺，脏腑衰而三焦衰，故助三焦在于助各脏腑也，泻三焦火，可置脏腑于不问乎？然则三焦盛衰，全在□□□腑也。

译文

少师问道："三焦无形，其火从何而生？"岐伯回答："三焦被称为腑，是虚腑。虽无实形，但有'随寓为家'的意思。三焦遇到木则生，遇火则旺；即便遇到金、土，也不与之为敌，反而相得益彰。总之，三焦喜窃取各脏腑的气以壮大自身。"

少师又问："既然三焦耗尽各脏腑的气，各脏腑为何不避而远之，反而与其亲近？"岐伯解释："各脏腑之气，没有三焦就无法上下运行。因此，脏腑乐于接近三焦，并主动提供气给它，即便三焦有偷窃之行，脏腑也安之若素，不加计较。"

少师继续问："各脏腑愿与三焦相亲，那么三焦又与哪个脏腑最为亲近呢？"岐伯答："最亲近的是胆木。胆与肝表里相连，是三焦的母脏，即三焦的依托之所。三焦虽无固定的府宅，却寄居于肝胆之家。然而，三焦的本性喜动不喜静，上下通流，不乐安居在母宅，故不能说肝胆之宫就是三焦的固定府宅。"

少师又问："三焦属火，火畏水，为什么三焦还能与水相亲呢？"岐伯解释："三焦的火善于制水，不是因为亲水，而是因为水需要火的温暖，才能免于寒冷。若水无火气之温，则成寒水，寒水无法化育万物。因此，肾中之水得三焦之火而生，膀胱之水得三焦之火而化，火水相合，使其互济，达到平衡的状态。唯恐火气过旺，制水太甚，导致水气不足，便会产生干燥之苦。"

少师问："若火过旺，应如何治疗？"岐伯答："泻火，水自然流畅。"

少师又问："三焦无固定的腑，泻三焦之火应从何处着手呢？"岐伯答："观察那些助火的脏腑，从中泻火，即可泻三焦之火。”

少师说：“很好。”

陈士铎评述：三焦之火依附于脏腑，脏腑旺盛则三焦火旺，脏腑虚衰则三焦火衰。因此，调理三焦火在于调理各脏腑，不能忽略脏腑本身。三焦的盛衰完全取决于脏腑的状况。

—— 胆木篇 ——

少师曰：胆寄于肝，而木必生于水，肾水之生肝，即是生胆矣，岂另来生胆乎？岐伯曰：肾水生木，必先生肝，肝即分其水以生胆。然肝与胆皆肾子也，肾岂有疏于胆者乎？惟胆与肝为表里，实手足相亲，无彼此之分也。故肾水旺而肝胆同旺，肾水衰而肝胆同衰，非仅肝血旺而胆汁盈，肝血衰而胆汁衰也。

少师曰：然，亦有肾水不衰，胆气自病者，何也？岐伯曰：胆之汁主藏，胆之气主泄，故喜通不喜塞也。而胆气又最易塞，一遇外寒，胆气不通矣，一遇内郁，胆气不通矣，单补肾水，不舒胆木，则木中之火不能外泄，势必下克脾胃之土，木土交战，多致胆气不平，非助火以刑肺，必耗水以亏肝，于是胆郁肝亦郁矣，肝胆交郁，其塞益甚，故必以解郁为先，不可徒补肾水也。

少师曰：肝胆同郁，将独解胆木之塞乎？岐伯曰：郁同而解郁，乌可异哉。胆郁而肝亦郁，肝舒而胆亦舒，舒胆之后，济之补水，则水荫木以敷荣，木得水而调达，既不绝肝之血，有不生心之液者乎，自此三焦得木气以为根，即包络亦得胆气以为助，十二经无不取决于胆也，何忧匮乏哉。

少师曰：善。

陈士铎曰：肝胆同为表里，肝盛则胆盛，肝衰则胆衰，所以治胆以治肝为先，肝易于郁，而胆之易郁又宁与肝殊乎？故治胆必治肝也。

译文

少师问道：“胆依附于肝，而木必须生于水，肾水生肝，就是生胆了，难道还需要其他途径来生胆吗？”岐伯回答：“肾水生木，必先生肝，而肝会分出它的水来生胆。肝与胆皆为肾之子，肾怎会偏爱肝而疏于胆呢？只是肝与胆表里相应，实际上如手足般亲密，没有彼此的区别。因此，肾水旺盛时，肝胆同旺；肾水衰竭时，肝胆同衰，这不仅是肝血旺盛时胆汁充盈，肝血衰竭时胆汁也随之衰竭。”

少师又问：“但是，也有肾水不衰而胆气自病的情况，这又是什么原因呢？”岐伯答：“胆汁主藏，胆气主泄，胆喜通畅不喜阻塞。而胆气最容易阻塞，一遇外寒，胆气不通；一遇内郁，胆气也不通。单纯补肾水而不疏畅胆木，木中的火无法外泄，势必下克脾胃之土，木土交战，常常导致胆气不平衡。若不助火刑肺，就会耗水损肝，于是胆郁导致肝也郁结。肝胆交郁，阻塞更加严重。因此，必须以解郁为先，不能只补肾水。”

少师接着问：“肝胆同郁，难道不只局限于胆木的阻塞吗？”岐伯答：“既然郁结是相同的，解郁的方式自然也相同。胆郁则肝郁，肝气舒畅则胆气也舒畅。疏通胆气后，再补肾水，水润木木便得以生发，木得水气而调达，肝血不再枯竭，心中的液体自然也会生成。此时，三焦得木气为根，包络也得胆气的帮助，十二经脉皆依赖于胆气，何须担忧匮乏呢？”

少师说道：“很好。”

陈士铎评述：肝胆互为表里，肝旺则胆旺，肝衰则胆衰。因此，治疗胆病应先从治疗肝着手。肝易于郁结，胆也同样易于郁结，二者关系密切，治疗胆病必然要先治肝。

—— 膀胱水篇 ——

少师曰：水属阴，膀胱之水谓之阳水，何也？岐伯曰：膀胱之水，水中藏火也。膀胱无火水不化，故以阳水名之。膀胱腑中本无火也，恃心肾二脏之火相通化水，水始可藏而亦可泄。夫火属阳，膀胱既通火气，则阴变为阳矣。

少师曰：膀胱通心肾之火，然亲于肾而疏于心也。心火属阳，膀胱亦属阳，阳不与阳亲，何也？岐伯曰：膀胱与肾为表里，最为关切，故肾亲于膀胱，而膀胱亦不能疏于肾也。心不与膀胱相合，毋怪膀胱之疏心矣。然心虽不合于膀胱，而心实与小肠为表里，小肠与膀胱正相通也。心合小肠，不得不合膀胱矣。是心与膀胱，其迹若远而实近也。

少师曰：然则膀胱亲于心而疏于肾乎？岐伯曰：膀胱，阳水也，喜通阴火而不喜通阳火，似心火来亲，未必得之化水。然而肾火不通心火，则阴阳不交，膀胱之阳火正难化也。

少师曰：此又何故欤。岐伯曰：心火下交于肾，则心包三焦之火齐来相济，助胃以化膀胱之水，倘心不交肾，心包三焦之火各奉心火以上炎，何敢下降以私通于肾，既不下降，敢代君以化水乎？

少师曰：君火无为，相火有为，君火不下降，包络相火正可代君出治，何以心火不交相火，亦不降乎？岐伯曰：君臣一德而天下治，君火交而相火降，则膀胱得火而水化，君火离而相火降，则膀胱得火而水干。虽君火恃相火而行，亦相火必藉君火而治。肾得心火之交，又得包络之降，阴阳合为一性，竟不能分肾为阴、心为阳矣。

少师曰：心肾之离合，膀胱之得失，如此乎？岐伯曰：膀胱，可寒而不可过寒，可热而不可过热。过寒则遗，过热则闭，皆心肾不交之故也，此水火所以重既济耳。

少师曰：善。

陈士铎曰：膀胱本为水腑，然水中藏火，无水不交，无火亦不交也。故心肾二脏皆通于膀胱之腑，膀胱不通，又何交乎。交心肾正藏水火也。

译文

少师问道："水属阴，而膀胱之水却称为阳水，为什么？"岐伯回答："膀胱之水是水中藏火，若膀胱无火，水便无法化生，因此称为阳水。膀胱本身没有火气，但依赖心火和肾火相通以化水。水得火助，方能藏而亦能泄。火属阳，膀胱通火气后，阴便转为阳。"

少师又问："膀胱通心火和肾火，但更亲近肾而远离心。心火属阳，膀胱也属阳，为什么阳不与阳相亲呢？"岐伯解释："膀胱与肾为表里，关系最为紧密，因此肾与膀胱亲近，而膀胱也不能远离肾。心火虽然不与膀胱直接相合，但心与小肠为表里，而小肠与膀胱相通。心与小肠相合，自然也不得不与膀胱产生联系。表面上看，心与膀胱的关系似乎疏远，实则关系密切。"

少师问："那是否意味着膀胱亲近心而远离肾呢？"岐伯答："膀胱为阳水，喜通阴火，不喜通阳火。心火若来亲近，未必能顺利化水。而若肾火不能与心火相通，则阴阳不交，膀胱的阳火便难以化水。"

少师追问："这又是为何呢？"岐伯解释道："心火下降与肾相交，则心包和三焦之火共同助力，帮助胃化膀胱之水。若心火不与肾交，心包和三焦之火便专奉心火而上炎，不敢下降通肾。如果心火不上交肾，又怎敢代替君火去化水呢？"

少师继续问："君火无为，相火有为。如果君火不下降，包络的相火能代替君火行事，为什么心火不与相火相交，也不下降呢？"岐伯答："君臣同德，天下才能安定。君火与肾相交，则相火也会下降，膀胱得火而水得以化。若君火与肾不交，而相火独自下降，膀胱得火便会使水干涸。虽然君火依赖相火行动，相火也必须借助君火才能治理。肾得心火相交，又得包络的相火下降，阴阳合为一体，心与肾的分阴阳不再明显。"

少师问："心肾的分合，竟如此影响膀胱的得失吗？"岐伯答："膀胱可寒但不可过寒，可热但不可过热。过寒则遗尿，过热则闭塞，皆是由于心肾不交所致。这就是水火相济的重要性。"

少师说道："很好。"

陈士铎评述： 膀胱本是水腑，然而其中藏火。没有水则阴阳不交，没有火也无法交合。因此，心与肾二脏都与膀胱相通。膀胱若不通，水火又怎能交合？心肾相交，正是水火相藏之道。

—— 大肠金篇 ——

少师曰：金能生水，大肠属金，亦能生水乎？岐伯曰：大肠之金，阳金也，不能生水，且藉水以相生。

少师曰：水何能生金哉？岐伯曰：水不生金而能养金，养即生也。少师曰：人身火多于水，安得水以养大肠乎？岐伯曰：大肠离水，实无以养，而水苦无多，所冀者，脾土生金，转输精液，庶无干燥之虞，而后以肾水润之，便庆濡泽耳。是水土俱为大肠之父母也。

少师曰：土生金而大肠益燥何也？岐伯曰：土柔而大肠润，土刚而大肠燥矣。

少师曰：土刚何以燥也？岐伯曰：土刚者，因火旺而刚也。土刚而生金更甚，然未免同火俱生。金喜土而畏火，虽生而实克矣，安得不燥哉。

少师曰：水润金也，又善荡金者何故欤？岐伯曰：大肠得真水而养，得邪水而荡也，邪正不两立，势必相遇而相争。邪旺而正不能敌，则冲激澎湃，倾肠而泻矣。故大肠尤宜防水。防水者，防外来之水，非防内存之水也。

少师曰：人非水火不生，人日饮水，何以防之？岐伯曰：防水何若培土乎。土旺足以制水，土旺自能生金，制水不害邪水之侵，生金无愁真水之涸，自必火静而金安，可传导而变化也。

少师曰：大肠无火，往往有传导变化而不能者，又何故欤？岐伯曰：大肠恶火又最喜火也。恶火者，恶阳火也。喜火者，喜阴火也。阴火不同，而肾中之阴火尤其所喜。喜火者，喜其火中之有水也。

少师曰：肾火虽水中之火，然而克金，何以喜之？岐伯曰：肺、肾子母也，气无时不通，肺与大肠为表里，肾气生肺，即生大肠也。大肠得肾中水火之气，始得司其开阖也，倘水火不入于大肠，开阖无权，何以传导变化乎？

少师曰：善。

陈士铎曰：大肠无水火，何以开阖。开合既难，何以传导变化乎，可悟大肠必须于水火也。大肠无水火之真，即邪来犯之，故防邪仍宜润正耳。

译文

少师问道："金能生水，大肠属金，是否也能生水呢？"岐伯回答："大肠之金为阳金，不能生水，反而依赖水来维持自身的生长。"

少师又问："水如何能生金呢？"岐伯解释："水虽不能直接生金，但能滋养金，滋养即是生长。"

少师继续问："人体内火多于水，如何能够得到足够的水来滋养大肠呢？"岐伯答："大肠离开水确实无法得到滋养，而水又常常不足。但不同的是，脾土能够生金，并且通过转输精液避免大肠干燥。然后，肾水润泽大肠，使其保持濡润。因此，水与土都是大肠的父母。"

少师问："土能生金，为什么大肠仍然容易干燥呢？"岐伯答："土柔则大肠润，土刚则大肠干燥。"

少师追问："土刚为何会导致干燥呢？"岐伯答："土刚是由于火旺所致。土刚则生金更加旺盛，但难免和火一同生长。金虽喜欢土，却畏惧火，表面上金生，实则受到火的克制，金气被削弱，怎么可能不干燥呢？"

少师又问："水润金，但水也有可能冲荡金，这是什么原因呢？"岐伯解释："大肠得正水则受滋养，得邪水则受冲荡。正邪水不相容，必然相遇而争斗。如果邪水旺盛而正水不足，大肠会受到冲击，导致泻下不止。因此，大肠尤其需要防范外来的邪水，而不是防止内存的正水。”

少师问：“人离不开水火，每天都要饮水，如何防范邪水呢?”岐伯答：“防范邪水不如培植土气。土旺能够制水，土旺也能生金。制住邪水，便不会受到邪水的侵害；生金，便不会担心水枯竭。如此一来，火气安静，金气安定，大肠的传导和变化就可以顺畅进行。”

少师又问：“大肠没有火时，往往传导变化不顺畅，这是为什么呢?”岐伯解释：“大肠既畏火，又喜火。畏的是阳火，喜的是阴火。阴火尤以肾中之火为最合适，因其火中含有水。”

少师追问：“肾火虽为水中之火，但它克金，大肠为什么还喜欢它呢?”岐伯答：“肺与肾为母子关系，气息时时相通。肺与大肠互为表里，肾气滋养肺，亦即滋养大肠。大肠得肾中的水火之气，才能司掌其开阖。如果水火无法进入大肠，开阖失灵，传导变化如何进行呢?”

少师说道：“很好。”

陈士铎评述：大肠若无水火，便难以开阖，开阖不畅，传导变化便无法进行。由此可见，大肠必须依赖水火的滋养。若水火不足，邪气必然入侵，因此防范邪气时，应先润养正气。

—— 小肠火篇 ——

少师曰：小肠属火乎？属水乎？岐伯曰：小肠与心为表里，与心同气，属火无疑，其体则为水之路，故小肠又属水也。

少师曰：然则小肠居水火之间，乃不阴不阳之腑乎？岐伯曰：小肠属阳，不属阴也，兼属之水者，以其能导水也。水无火不化，小肠有火，故能化水，水不化火而火且化水，是小肠属火明矣。惟小肠之火，代心君以变化，心即分其火气，以与小肠，始得导水以渗入于膀胱。然有心之火气，无肾之水气，则心肾不交，水火不合，水不能遽渗于膀胱矣。

少师曰：斯又何故乎？岐伯曰：膀胱，水腑也，得火而化，亦必得水而亲，小肠之火欲通膀胱，必得肾中真水之气以相引，而后心肾会而水火济，可渗入亦可传出也。

少师曰：肠为受盛之官，既容水谷，安在肠内无水，必藉肾水之通膀胱乎？岐伯曰：真水则存而不泄，邪水则走而不守也。小肠得肾之真水，故能化水谷而分清浊，不随水谷俱出也，此小肠所以必资于肾气耳。

少师曰：善。

陈士铎曰：小肠之火有水以济之，故火不上焚而水始下降也。火不上焚者，有水以引之也；水不下降者，有火以升之也，有升有引，皆既济之道也。

译文

少师问道："小肠属火还是属水？"岐伯回答："小肠与心为表里，二者气息相同，毫无疑问，小肠属火。小肠的功能则是导水之路，因此也可归属水。"

少师接着问："那么，小肠既处于水火之间，是否为不阴不阳的腑呢？"岐伯答："小肠属阳，不属阴。它之所以与水相关，是因为它能导水。水无火则不能化，而小肠有火，因此能化水。水不能直接化火，而火却能化水，这证明了小肠属火的特性。小肠之火代替心君变化，心分出火气给小肠，才能导水并使水渗入膀胱。若只有心火而无肾水，心肾不交，水火不合，则水不能迅速渗入膀胱。"

少师问："这又是为什么呢？"岐伯解释："膀胱为水腑，需火来化水，也需水的滋养。小肠之火若要通向膀胱，必须得肾中真水的气息来引导。只有当心与肾相会，水火相济，水才能渗入并排出。"

少师问："小肠为盛纳食物的官府，既然它容纳水谷，体内应有水，为什么还需借助肾水通向膀胱呢？"岐伯答："真水存在且不泄，邪水流走而不留。小肠得肾的真水，能化食物水谷，分清浊，使水不随食物一起排出。因此，小肠的运作依赖于肾气。"

少师说道："很好。"

陈士铎评述：小肠之火因有水相济，火便不会上焚，而水能顺利下降。火不上焚，是因水引导；水能下降，是因火升腾。火升水降，互相调和，正是水火既济的道理。

命门真火篇

少师曰：命门居水火中，属水乎？属火乎？岐伯曰：命门，火也。无形有气，居两肾之间，能生水而亦藏于水也。

少师曰：藏于水以生水，何也？岐伯曰：火非水不藏，无水则火沸矣，水非火不生，无火则水绝矣。水与火盖两相生而两相藏也。

少师曰：命门之火既与两肾相亲，宜与各脏腑疏矣。岐伯曰：命门为十二经之主，不止肾恃之为根，各脏腑无不相合也。

少师曰：十二经皆有火也，何藉命门之生乎？岐伯曰：十二经之火皆后天之火也，后天之火非先天之火不化。十二经之火得命门先天之火则生生不息，而后可转输运动变化于无穷，此十二经所以皆仰望于命门，各倚之为根也。

少师曰：命门之火气甚微，十二经皆来取资，尽为分给，不虞匮乏乎？岐伯曰：命门居水火中，水火相济，取之正无穷也。

少师曰：水火非出于肾乎？岐伯曰：命门水火虽不全属于肾，亦不全离乎肾也。盖各经之水火均属后天，独肾中水火则属先天也。后天火易旺，先天火易衰，故命门火微，必须补火，而补火必须补肾，又必兼水火补之，正以命门之火可旺而不可过旺也。火之过旺，水之过衰也。水衰不能济火，则火无所制，必焚沸于十二经，不受益而受损矣。故补火必须于水中补之，水中补火，则命门与两肾有既济之欢，分布于十二经，亦无未济之害也。

少师曰：命门之系人生死甚重，《内经》何以遗之？岐伯曰：未尝遗也。主不明则十二官危。所谓主者，正指命门也。七节之旁，有小心。小心者，亦指命门也，人特未悟耳。

少师曰：命门为主，前人未言何也？岐伯曰：广成子云：窃窃冥冥，其中有神，恍恍惚惚，其中有气。亦指命门也，谁谓前人勿道哉。且命门居于肾，通于任督，更与丹田神室相接，存神于丹田，所以温命门也，守气于神室，所以养命门也。修仙之道，无非温养命门耳。命门旺而十二经皆旺，命门衰而十二经皆衰也。命门生而气生，命门绝而气绝矣。

少师曰：善。

陈士铎曰：命门为十二经之主，《素问》不明言者，以主之难识耳。然不明言者，未尝不显言之也，无如世人不悟耳。经天师指示，而命门绝而不绝矣。秦火未焚之前，何故修命门者少，总由于不善读《内经》也。

译文

少师问道："命门居于水火之间，它属水还是属火呢？"岐伯回答："命门是火。虽然无形，但有气，居于两肾之间，既能生水，也藏于水中。"

少师继续问："火藏于水中以生水，这是为什么呢？"岐伯解释道："火若无水藏，则火会沸腾；水若无火生，则水会枯竭。水与火相互生养，又相互依存。"

少师又问："既然命门之火与两肾相亲近，是否就与其他脏腑疏远呢？"岐伯答："命门是十二经的主宰。不仅肾依赖它为根，各个脏腑都与之密切相关。"

少师问："十二经脉本身也有火，为什么还需要依赖命门之火呢？"岐伯解释："十二经的火都是后天之火，而后天之火若没有先天之火，就无法化生。只有命门的先天之火才能使十二经的火生生不息，使其转输、运化无穷。因此，十二经仰望命门，以命门为根。"

少师继续问："命门之火气微弱，若十二经皆来取火，难道不会耗尽吗？"岐伯解释："命门居于水火之间，水火相济，其资源取之不尽。"

少师问："水火不都是出自肾吗？"岐伯答："命门的水火虽不完全属于肾，但也不能离开肾。其他经脉的水火是后天之火，而肾中的水火属于先天之火。后天之火易旺，先天之火易衰。因此，命门火微弱时，必须补火，而补火的关键是补肾，同时也要补水火的平衡。补火之道在于不使火过旺，若火太旺，水就会衰竭。水不能济火，火便无法被制约，最终会焚烧十二经，反而会导致损害。"

少师又问："既然命门的作用如此重大，《内经》为何没有明确提到呢？"岐伯答："《内经》并非忽略了命门。主若不明，则十二官危，'主'即指命门。七节旁提到的'小心'，也是指命门。只不过人们未曾领悟而已。"

少师问："命门为十二经之主，前人为何未曾提及？"岐伯答："广成子曾言'窈窈冥冥中有神，恍恍惚惚中有气'，这是指命门。前人未言，并非无人知晓。命门位于肾，通任督脉，与丹田神室相连，修仙之道便在于温养命门。命门旺盛，则十二经皆旺；命门衰败，则十二经皆衰。命门生，气生；命门绝，气绝。"

少师说道："讲得很好。"

陈士铎评述：命门为十二经之主。《素问》中没有明确提到，是因为"主"的概念不易识别。然而未明言并不意味着未曾提及，只是世人不悟。岐伯的讲解揭示了命门的重要性，使其生生不息。秦火未焚之前，修命门者甚少，皆因未能善读《内经》所致。

命门经主篇

雷公问于岐伯曰：十二经各有一主，主在何经？岐伯曰：肾中之命门，为十二经之主也。

雷公曰：十二经最神者心也，宜心为主，不宜以肾中之命门为主也。岐伯曰：以心为主，此主之所以不明也。主在肾之中，不在心之内。然而离心非主，离肾亦非主也。命门殆通心肾以为主乎？岂惟通心肾哉？五脏七腑无不共相贯通也。

雷公曰：其共相贯通者何也？岐伯曰：人非火不生，命门属火，先天之火也，十二经得命门之火始能生化。虽十二经来通于命门，亦命门之火原能通之也。

雷公曰：命门属火，宜与火相亲，何偏居于肾以亲水气耶？岐伯曰：肾火，无形之火也；肾水，无形之水也。有形之火，水能克之；无形之火，水能生之。火克于水者，有形之水也；火生于水者，无形之水也。然而无形之火偏能生无形之水，故火不藏于火，转藏于水，所谓一阳陷于二阴之间也。人身先生命门，而后生心，心生肺，肺生脾，脾生肝，肝生肾，相合而相生，亦相克而相生也。十二经非命门不生，正不可以生克而拘视之也。故心得命门而神明应物也，肝得命门而谋虑也，胆得命门而决断也，胃得命门而受纳也，脾得命门而转输也，肺得命门而治节也，大肠得命门而传导也，小肠得命门而布化也，肾得命门而作强也，三焦得命门而决渎也，膀胱得命门而畜泄也。是十二经为主之官，而命门为十二官之主，有此主则十二官治，无此主则十二官亡矣。命门为主，供十二官之取资，其火易衰，其火亦易旺。然衰乃真衰，旺乃假旺。先天之火非先天之水不生，水中补火，则真衰者不衰矣，火中补水，则假旺者不旺矣。见其衰补火而不济之以水，则火益微；见其旺泻火而不济之以水，则火益炽。

雷公曰：何遭之渺乎？非天师又孰能知之。

陈士铎曰：命门在心肾之中，又何说之有，无如世人隶知也，此篇讲得畅快，非无主之文。

译文

雷公问岐伯："十二经脉各有一个主宰，这个主宰是哪个经脉？"岐伯答道："十二经脉的主宰是肾中的命门。"

雷公接着问："十二经脉中最为神圣的是心，理应以心为主宰，为什么却说以肾中的命门为主宰呢？"岐伯解释道："如果以心为主宰，那正是说明主的概念不明了。主宰位于肾中，而不在心内。然而，若离开心则不成主，离开肾也不成主。命门贯通心肾而为主，实际上不仅仅是贯通心肾，五脏七腑无不与之贯通。"

雷公问："这种贯通的道理是什么呢？"岐伯答："人没有火就不能生存，而命门属火，是先天之火。十二经脉必须依靠命门的火气才能生化。虽然十二经脉未必都与命门相通，但命门的火气原本就能够通达它们。"

雷公又问："命门属火，应该与火相亲近，为什么偏偏居于肾中与水气亲近呢？"岐伯解释道："肾火是无形的火，肾水也是无形的水。有形之火被有形的水克制，但无形之火却由无形的水所生。火被水克，是有形的火；火生于水，是无形的水。然而无形的火能够生出无形的水，因此火不藏于火，而藏于水。这就是所说的一阳陷于二阴之间。人体先有命门，随后才有心；心生肺，肺生脾，脾生肝，肝生肾，脏腑相生相克，互相依赖。十二经脉非命门之火不生，因此不能用生克的理论局限地理解。心得命门之火，才能神明应物；肝得命门之火，才能谋虑；胆得命门之火，才能决断；胃得命门之火，才能受纳；脾得命门之火，才能转输；肺得命门之火，才能治节；大肠得命门之火，才能传导；小肠得命门之火，才能布化；肾得命门之火，才能强健；三焦得命门之火，才能决渎；膀胱得命门之火，才能蓄泄。因此，十二经脉如同朝廷的官员，而命门就是这些官员的主宰。有了这个主宰，十二官才能正常运作；没有这个主宰，十二官就会崩溃。命门为主，供应十二官所需之气。命门之火容易衰弱，也容易旺盛，但衰是真衰，旺是假旺。先天之火若没有先天之水就不能生存，因此在水中补火，真衰便不会继续衰弱；在火中补水，假旺就不会继续旺盛。看到火衰，若只补火而不补水，火会更加微弱；看到火旺，若只泻火而不补水，火会更加炽盛。"

雷公感叹道："这道理深奥难懂，若非天师讲解，谁能知晓呢？"

陈士铎评述：命门位于心肾之间，怎么知道它的存在呢？可惜世人未曾领悟这一道理。这一篇讲得畅快明确，并非没有主旨。

—— 五行生克篇 ——

雷公问于岐伯曰：余读《内经》载五行甚详，其旨尽之乎？岐伯曰：五行之理又何易穷哉。

雷公曰：盍不尽言之？岐伯曰：谈天乎？谈地乎？谈人乎？

雷公曰：请言人之五行。岐伯曰：心肝脾肺肾配火木土金水，非人身之五行乎。

雷公曰：请言其变。岐伯曰：变则又何能尽哉，试言其生克。生克之变者，生中克也，克中生也，生不全生也，克不全克也，生畏克而不敢生也，克畏生而不敢克也。

雷公曰：何以见生中之克乎？岐伯曰：肾生肝，肾中无水，水涸而火腾矣，肝木受焚，肾何生乎？肝生心，肝中无水，水燥而木焦矣，心火无烟，肝何生乎。心君火也，包络，相火也，二火无水，时自炎也。土不得火之生，反得火之害矣。脾生肺金也，土中无水，干土何以生物，烁石流金，不生金，反克金矣。肺生肾水也，金中无水，死金何以出泉，崩炉飞汞，不生水反克水矣。盖五行多水则不生，五行无水亦不生也。

雷公曰：何以见克中之生乎？岐伯曰：肝克土，土得木以疏通，则土有生气矣。脾克水，水得土而蓄积，则土有生基矣。肾克火，火得水以相济，则火有神光矣。心克金，然肺金必得心火以煅炼也。肺克木，然肝木必得肺金以斫削也。非皆克以生之乎。

雷公曰：请言生不全生。岐伯曰：生不全生者，专言肾水也。各脏腑无不取资于肾，心得肾水而神明焕发也，脾得肾水而精微化导也，肺得肾水而清肃下行也，肝得肾水而谋虑决断也，七腑亦无不得肾水而布化也。然而取资多者，分给必少矣，亲于此者疏于彼，厚于上者薄于下，此生之所以难全也。

雷公曰：请言克不全克。岐伯曰：克不全克者，专言肾火也。肾火易动难静，易逆难顺，易上难下。故一动则无不动矣，一逆则无不逆矣，一上则无不上矣。腾于心，燥烦矣；入于脾，干涸矣；并于肺，喘嗽矣；流于肝，焚烧矣；冲击于七腑，燥渴矣。虽然肾火乃雷火也，亦龙火也，龙雷之火，其性虽猛，然聚则力专，分则势散，无乎不克，反无乎全克矣。

雷公曰：生畏克而不敢生者若何？岐伯曰：肝木生心火也，而肺金太旺，肝畏肺克，不敢生心，则心气转弱，金克肝木矣。心火生胃土也，而肾火太旺，不敢生胃，则胃气更虚，水侵胃土矣。心包之火生脾土也，而肾水过泛，不敢生脾，则脾气加困，水欺脾土矣。脾胃之土生肺金也，而肝木过刚，脾胃畏肝，不敢生肺，则肺气愈损，木侮脾胃矣。肺金生肾水也，而心火过炎，肺畏心克，不敢生肾，则肾气益枯，火刑肺金矣。肾水生肝木也，而脾胃过燥，肾畏脾胃之土，不敢生肝，则肝气更凋，土制肾水矣。

雷公曰：何法以制之乎？岐伯曰：制克以遂其生，则生不畏克，助生而忘其克，则克即为生。雷公曰：善。克畏生而不敢克者，又若何？岐伯曰：肝木之盛，由于肾水之旺也，木旺而肺气自衰，柔金安能克刚木乎。脾胃土盛，由于心火之旺也，土旺而肝气自弱，僵木能克焦土乎。肾水之盛，由肺金之旺也，水旺而脾土自微，浅土能克湍水乎。心火之盛，由于肝木乏旺也，火旺而肾气必虚，弱水能克烈火乎。肺金之盛，由于脾土之旺也，金盛而心气自怯，寒火能克顽金乎。

雷公曰：何法以制之？岐伯曰：救其生不必制其克，则弱多为强，因其克反更培其生，则衰转为盛。

雷公曰：善。

陈士铎曰：五行生克，本不可颠倒，不可颠倒而颠倒者，言生克之变也。篇中专言其变而变不可穷矣，当细细观之。

译文

雷公问岐伯："我读《内经》对五行的论述非常详细，这是否已经穷尽了五行之理呢？"岐伯回答："五行之理又怎能轻易穷尽呢？"

雷公继续问："为何不详细解释五行呢？"岐伯答："你想讨论天、地，还是人呢？"

雷公说："请谈谈人之五行。"岐伯答道："心、肝、脾、肺、肾，配火、木、土、金、水，不正是人体的五行吗？"

雷公说："请谈谈五行的变化。"岐伯答："变化之理，怎能说尽呢？先说生克吧。生克的变化在于：生中有克，克中有生。生不完全是生，克不完全是克；有时生畏惧克，不敢生，有时克畏惧生，不敢克。”

雷公问：“怎样理解生中之克呢？”岐伯答：“肾生肝，但若肾中无水，水涸火腾，肝木便被火焚，肾如何能生肝？肝生心，但肝中若无水，水燥木焦，心火没有生气，肝又如何能生心？心为君火，包络为相火，二火若无水，则会自行燃烧，火不但不能生土，反而会害土。脾生肺金，但土中若无水，土无法生物，火气炽盛，土无法生金，反而会克金。肺生肾水，但金中若无水，金枯竭，无法生水。”

雷公问：“那如何理解克中之生呢？”岐伯答：“肝克脾土，但土得木的疏通反而有生机；脾克水，但水得土的培育反而积蓄有基础；肾克心火，但火得水相济反而有光彩；心克肺金，但肺金得心火的煅炼反而更强；肺克肝木，但肝木得肺金的斫削，反而更加坚韧。这些都是克中有生。”

雷公又问：“什么是生不全生呢？”岐伯答：“生不全生，主要指肾水。各脏腑都取资于肾，心得肾水而神明焕发；脾得肾水而精微化生；肺得肾水而清肃下行；肝得肾水而谋虑决断；七腑也都靠肾水布化。然而，取资过多，分给的自然就少了。有的脏腑得的多，有的得的少，生之难以完全。”

雷公继续问：“什么是克不全克？”岐伯答：“克不全克，主要指肾火。肾火容易动，难以静，易逆而难顺，易上而难下。一旦肾火动，则无所不动；一旦逆行，便无所不逆；一旦上升，便无所不焚。肾火上腾则心躁，入脾则干涸，入肺则喘嗽，入肝则焚烧，冲击七腑则燥渴。但肾火犹如龙火、雷火，虽猛，但聚则有力，散则无害，因此虽有克，但不全克。”

雷公问：“生畏惧克而不敢生的情况又如何？”岐伯答：“肝木生心火，但若肺金太旺，肝木畏惧肺金的克制，不敢生心火，则心气转弱，肺金便克制肝木。心火生胃土，但肾水太旺，心火不敢生胃土，胃气便虚弱，水侵脾胃。心包之火生脾土，但肾水泛滥，心包之火不敢生脾土，脾气加困，水欺脾土。脾胃之土生肺金，但肝木太强，脾胃畏惧肝木不敢生肺，则肺气愈加虚弱。肺金生肾水，但心火太旺，肺金畏惧心火，不敢生肾水，肾气益加枯竭。”

雷公问：“如何调治呢？”岐伯答：“通过制克来助生，则生不再畏克。帮助生长，忘却克制，克反而成为生的助力。”

雷公问：“什么是克畏惧生而不敢克的情况？”岐伯答：“肝木的旺盛依赖肾水，肾水旺则木旺，柔金（肺）无法克制刚木。脾胃土的旺盛依赖心火，土旺则肝气虚弱，枯木又怎能克焦土？肾水的旺盛依赖肺金，水旺则脾土虚弱，脾土如何能克制湍急的水流？心火的旺盛由于肝木虚弱，火旺则肾气虚弱，虚水怎能克烈火？肺金的旺盛由于脾土旺盛，金旺则心气怯弱，虚火怎能克刚金？”

雷公问：“如何调治呢？”岐伯答：“救助生长而不必抑制、克制，弱者反而能强盛。利用克制来助生，衰弱之气便会转盛。”

雷公赞叹道：“好。”

陈士铎评述：五行生克的原理本不可颠倒，所谓颠倒乃是指生克的变化。此篇专言变化，变化无穷，应细细体会。

—— 小心真主篇 ——

为当问于岐伯曰：物之生也，生于阳；物之成也，成于阴。阳，火也；阴，水也。二者在身，藏于何物乎？

岐伯曰：大哉问也。阴阳有先后天之殊也。后天之阴阳藏于各脏腑，先天之阴阳藏于命门。为当曰：命门何物也？

岐伯曰：命门者，水火之源。水者，阴中之水也；火者，阴中之火也。

为当曰：水火均属阴，是命门藏阴不藏阳也，其藏阳又何所乎？

岐伯曰：命门藏阴，即藏阳也。

为当曰：其藏阴即藏阳之义何居？

岐伯曰：阴中之水者，真水也；阴中之火者，真火也。真火者，真水之所生；真水者，真火之所生也。水生于火者，火中有阳也；火生于水者，水中有阳也。故命门之火谓之原气，命门之水谓之原精，精旺则体强，气旺则形壮。命门水火实藏阴阳，所以为十二经之主也，主者，即十二官之化源也。命门之精气尽则水火两亡，阴阳间隔，真息不调，人病辄死矣。

为当曰：阴阳有偏胜何也？

岐伯曰：阴胜者，非阴盛也，命门火微也；阳胜者，非阳盛也，命门水竭也。

为当曰：阴胜在下，阳胜在上者何也？

岐伯曰：阴胜于下者，水竭其源则阴不归阳矣；阳胜于上者，火衰其本则阳不归阴矣。阳不归阴则火炎于上而不降，阴不归阳则水沉于下而不升。可见命门为水火之府也，阴阳之宅也，精气之根也，死生之窦也。

为当曰：命门为十二官之主，寄于何脏？

岐伯曰：七节之旁，中有小心，小心即命门也。为当曰：鬲肓之上，中有父母，非小心之谓欤？

岐伯曰：鬲肓之上，中有父母者，言三焦包络也，非言小心也，小心在心之下，肾之中。

陈士铎曰： 小心在心肾之中，乃阴阳之中也。阴无阳气则火不生，阳无阴气则水不长，世人错认小心在鬲肓之上，此命门真主不明也，谁知小心即命门哉。

译文

为当问岐伯："万物的生长，源于阳；万物的成就，成于阴。阳是火，阴是水。这二者在人体中藏于何处呢？"

岐伯答："这是一个很大的问题。阴阳有先天与后天之别。后天的阴阳藏于各个脏腑，而先天的阴阳则藏于命门。"

为当问："命门是什么？"

岐伯解释："命门是水火的源头。水是阴中的真水，火是阴中的真火。"

为当问："水火都属阴，岂不是命门只藏阴而不藏阳？那么阳又藏于何处呢？"

岐伯答："命门藏阴，同时也藏阳。"

为当追问："藏阴又藏阳的道理何在？"

岐伯答："阴中的真水就是阴中的水，真火就是阴中的火。真火生于真水，真水也生于真火。水生于火，因为火中有阳；火生于水，因为水中有阳。因此，命门之火称为'原气'，命门之水称为'原精'。精旺则身体强壮，气旺则形体健壮。命门水火实际上藏有阴阳，因此它是十二经的主宰。主宰意味着十二经化生的源头。若命门的精气耗尽，则水火皆亡，阴阳隔离，真息不调，人就会生病而死。"

为当继续问："阴阳有时偏盛，这是为何？"

岐伯答："阴胜不是因为阴盛，而是因为命门火微弱；阳胜不是因为阳盛，而是因为命门水枯竭。"

为当问："阴胜在下，阳胜在上，这是为什么？"

岐伯答："阴胜在下，是因为水源枯竭，阴不能归于阳；阳胜在上，是因为火气衰退，阳不能归于阴。阳不归阴，火就会上炎而不能下降；阴不归阳，水就会沉于下而不升。由此可见，命门是水火的府宅，阴阳的住所，精气的根本，生命的关键。"

为当问："命门作为十二经的主宰，寄托于哪个脏腑？"

岐伯答："七节旁边有一个'小心'，小心即是命门。"

为当问："隔膜与膏肓之上有父母，是否指的小心？"

岐伯答："隔膜与膏肓之上有父母，指的是三焦和心包络，不是小心。小心在心的下方，肾的中间。"

陈士铎评述： 小心位于心与肾之间，是阴阳的交汇处。若阴中无阳气，则火不能生；若阳中无阴气，则水不能长。世人误以为小心在隔膜与膏肓之上，实际上是不明白命门是真主的原因。谁知道小心就是命门呢？

—— 水不克火篇 ——

大封司马问于岐伯曰：水克火者也，人有饮水而火不解者，岂水不能制火乎？岐伯曰：人生于火，养于水。水养火者，先天之真水也。水克火者，后天之邪水也。饮水而火热不解者，外水不能救内火也。

大封司马曰：余终不解其义，幸明示之。岐伯曰：天开于子，地辟于丑，人生于寅，寅实有火也。天地以阳气为生，以阴气为杀。阳即火，阴即水也。然而火不同，有形之火，离火也；无形之火，乾火也。有形之火，水之所克；无形之火，水之所生。饮水而火不解者，无形之火得有形之水而不相入也，岂惟不能解，且有激之而火炽者。

大封司马曰：然则水不可饮乎？岐伯曰：水可少饮以解燥。不可畅饮以解氛。大封司马曰：此何故乎？岐伯曰：无形之火旺则有形之火微，无形之火衰则有形之火盛，火得水反炽，必多饮水也，水多则无形之火因之益微矣，无形之火微而有形之火愈增酷烈之势，此外水之所以不能救内火，非水之不克火也。

大封司马曰：何以治之？岐伯曰：补先天无形之水，则无形之火自息矣。不可见其火热，饮水不解，劝多饮以速亡也。

陈士铎曰： 水分有形无形，何疑于水哉。水克有形之火，难克无形之火，故水不可饮也。说得端然实理，非泛然而论也。

译文

大封司马向岐伯请教："水克火是常理，但为什么有的人喝水后火热不退呢？难道是水不能制火吗？"岐伯回答："人生于火，养于水。先天的真水能够滋养火，而后天的邪水才能克制火。如果喝水却无法解热，那是因为外界的水无法平息体内的火。"

大封司马说："我还是不明白这个道理，请您详细解释。"岐伯解释道："天开于子，地辟于丑，人在寅时诞生，而寅中有火的元素。天地万物以阳气为生机，以阴气为杀伐。阳气对应火，阴气对应水。然而火分为两种：有形之火，也就是离火；无形之火，即乾火。有形之火可以被水克制，而无形之火是由水生成的。人喝水却无法解热，是因为无形之火遇到有形之水，两者无法融合。不仅如此，喝水反而会激发火势，让火变得更炽烈。"

大封司马问："那是不是不能喝水了？"岐伯答："可以少量饮用水，来缓解干燥，但不能畅饮来解除热症。"大封司马问："这又是为什么呢？"岐伯解释道："当无形之火旺盛时，有形之火就会变弱；而当无形之火衰弱时，有形之火就会变得强盛。如果无形之火旺盛却大量喝水，反而会使无形之火减弱，而有形之火会变得更加炽烈。外在的水无法平息内在的火，并不是水不能克火，而是这种火与水的关系不同。"

大封司马继续问："那该如何治疗呢？"岐伯回答："应该补充先天的无形之水，这样无形之火自然会平息。切勿看到火热不退就劝人多喝水，这只会导致病情恶化。"

陈士铎评述： 水分为有形之水和无形之水，何必对水的功效有所怀疑呢？水能够克制有形之火，却难以克制无形之火，因此不宜大量饮水。这个道理说得十分正确，绝非泛泛之谈。

三关升降篇

巫咸问曰：人身三关，在何经乎？岐伯曰：三关者，河车之关也。上玉枕，中肾脊，下尾闾。巫咸曰：三关何故关人生死乎？岐伯曰：关人生死，故名曰关。

巫咸曰：请问生死之义？岐伯曰：命门者，水中火也。水火之中实藏先天之气。脾胃之气，后天之气也。先天之气不交于后天，则先天之气不长；后天之气不交于先天，则后天之气不化，二气必昼夜交而后生生不息也。然而后天之气必得先天之气，先交而后生，而先天之气必由下而上升，降诸脾胃，以分散于各脏腑。三关者，先天之气所行之径道也。气旺则升降无碍，气衰则阻，阻则人病矣。

巫咸曰：气衰安旺乎？岐伯曰：助命门之火，益肾阴之水，则气自旺矣。巫咸曰：善。

陈士铎曰： 人有三关，故可生可死。然生死实在先天，不在后天也。篇中讲后天者返死而生，非爱生而恶死。人能长守先天，何恶先天之能死乎。

译文

巫咸问道："人身的三关在哪个经络上呢？"岐伯回答："三关是'河车'的关卡。上关位于玉枕穴（后脑部位），中关在肾脊（脊柱中部），下关在尾闾（尾骨处）。"巫咸又问："为什么三关关乎人的生死呢？"岐伯答道："因为三关的确与人的生死息息相关，所以被称为'关'。"

巫咸进一步请教："请问其中的生死之义是什么？"岐伯解释道："命门之火是水中的火，水火之中实则藏着先天的真气。脾胃的气是后天之气。如果先天之气不与后天之气交融，那么先天之气就无法增长；如果后天之气不与先天之气交融，后天之气就无法转化。两种气必须昼夜交汇，才能保持生生不息的状态。然而，后天之气必须先得到先天之气的支持，才能生长。先天之气需要从下往上升起，然后下降到脾胃，才能因此而分布到各个脏腑。三关就是先天之气运行的通道。气旺时，升降通畅无阻；气衰时，通道受阻，人就会生病。"

巫咸问："如果气衰弱了，怎么让它变得旺盛呢？"岐伯回答："补充命门之火，增强肾阴之水，气自然就会旺盛起来。"巫咸说道："很好。"

陈士铎评述： 人身有三关，因此可以决定生死。然而，生死的根本实际上在于先天之气，而不在于后天之气。文中所述的后天之气是通过逆转生死的过程，关键不在于对生的执着或对死的恐惧。人若能长久守住先天之气，怎会惧先天能带来死亡呢？

表微篇

奚仲问于岐伯曰：天师《阴阳别论》中有阴结、阳结之言，结在脏乎？抑结在腑乎？岐伯曰：合脏腑言之也。奚仲曰：脏阴腑阳，阴结在脏，阳结在腑乎？岐伯曰：阴结、阳结者，言阴阳之气结也，合脏腑言之，非阳结而阴不结，阴结而阳不结也。阴阳之道，彼此相根，独阳不结，独阴亦不结也。

奚仲曰：《阴阳别论》中又有刚与刚之言，言脏乎？言腑乎？岐伯曰：专言脏腑也。阳阴气不和，脏腑有过刚之失，两刚相遇，阳过旺阴不相接也。奚仲曰：脏之刚乎？抑腑之刚乎？岐伯曰：脏刚传腑则刚在脏也，腑刚传脏则刚在腑也。

奚仲曰：《阴阳别论》中又有阴搏、阳搏之言，亦言脏腑乎？岐伯曰：阴搏、阳搏者，言十二经之脉，非言脏腑也。虽然十二脏腑之阴阳不和，而后十二经脉始现阴阳之搏，否则搏之象不现于脉也。然则阴搏、阳搏言脉而即言脏腑也。

奚仲曰：善。

陈士铎曰：阳结、阴结、阴搏、阳搏，俱讲得微妙。

译文

奚仲向岐伯请教："天师在《阴阳别论》中提到'阴结'和'阳结'的概念。这种'结'是指发生在脏腑中的问题吗？"岐伯回答："'阴结'和'阳结'是指阴阳之气在脏腑中凝结之意。"奚仲又问："脏属阴，腑属阳，阴结在脏，阳结在腑，是这样的吗？"岐伯解释道："阴结、阳结实际上是指阴阳之气的凝结，合脏腑而言，不是说阳结而阴不结，或者阴结而阳不结。阴阳的道理是相互根植的，独阳不结，独阴也不结。"

奚仲接着问："《阴阳别论》中还提到'刚与刚'的概念，这是指脏腑吗？"岐伯回答："是的，专指脏腑。当阳气和阴气不调和时，脏腑之间可能会出现'过刚'的失调，两者刚强相遇，阳气过旺，阴气无法与之接触。"奚仲又问："这'刚'是指脏的刚性，还是腑的刚性呢？"岐伯解释道："当脏的刚气传导到腑时，刚性就表现在脏上；当腑的刚气传递到脏时，刚性就表现在腑上。"

奚仲继续问："《阴阳别论》中还提到'阴搏'和'阳搏'的说法，这也是指脏腑吗？"岐伯答道："'阴搏'和'阳搏'指的是十二经脉的阴阳调和，不单是脏腑。

虽然如此，若脏腑阴阳失调，十二经脉才会表现出阴阳的搏象，否则经脉中就不会显示出这种现象。因此，谈到阴搏、阳搏时，也是间接在说脏腑的阴阳不调。”

奚仲说：“明白了，天师讲得很好。”

陈士铎评述：阳结、阴结、阴搏、阳搏的概念都讲得非常精妙。

—— 呼吸篇 ——

雷公问于岐伯曰：人气之呼吸，应天地之呼吸乎？岐伯曰：天地人同之。雷公曰：心肺主呼，肾肝主吸，是呼出乃心肺也，吸入乃肾肝也，何有时呼出不属心肺而属肾肝，吸入不属肾肝而属心肺乎？

岐伯曰：一呼不再呼，一吸不再吸，故呼中有吸，吸中有呼也。雷公曰：请悉言之。岐伯曰：呼出者，阳气之出也，吸入者，阴气之入也，故呼应天而吸应地。呼不再呼，呼中有吸也，吸不再吸，吸中有呼也。故呼应天而亦应地，吸应地而亦应天。所以呼出心也，肺也，从天言之也；吸入肾也，肝也，从地言之也。呼出肾也，肝也，从地言之也；吸入心也，肺也，从天言之也。盖独阳不生，呼中有吸者，阳中有阴也；独阴不长，吸中有呼者，阴中有阳也。天之气不降，则地之气不升，地之气不升，则天之气不降。天之气下降者，即天之气呼出也，地之气上升者，即地之气吸入也。故呼出心肺，阳气也，而肾肝阴气辄随阳而俱出矣。吸入肾肝，阴气也，而心肺阳气辄随阴而俱入矣。所以阴阳之气虽有呼吸，而阴阳之根无间隔也。呼吸之间，虽有出入，而阴阳之本无两歧也。

雷公曰：善。

陈士铎曰：呼中有吸，吸中有呼，是一是二，人可参天地也。

译文

雷公向岐伯请教：“人类的呼吸是否与天地的呼吸相应？”岐伯回答：“天地和人类的呼吸是相同的。”雷公又问：“心肺主呼气，肾肝主吸气，所以呼气是由心肺负责，吸气则是由肾肝负责的。那为什么有时呼气似乎不由心肺负责，而与肾肝相关，吸气也不完全由肾肝负责，而与心肺相关呢?”

岐伯解释道：“一次呼气并不会只单独呼气，一次吸气也不会只单独吸气。事实上，呼气中包含着吸气，吸气中也包含着呼气。”雷公说：“请详细解释一下。”岐伯说：“呼气是阳气的释放，吸气是阴气的摄入。因此，呼气与天相应，吸气与地相应。呼气不只是单纯的呼气，它在呼的过程中也包含了吸气的成分；同样，吸气在吸的过程中也包含着呼气的成分。所以，呼气虽然与天相应，但也与地相应；吸气虽然与地相应，但也与天相应。呼气主要涉及心和肺，这是从天的角度来讲；吸气主要涉及肾和肝，这是从地的角度来讲。而当呼气与肾和肝相关时，这是从地的角度理解；吸气与心和肺相关时，则是从天的角度理解。因为阳气单独存在是无法生长的，所以在呼气过程中，有吸气的成分，也就是说阳中有阴；阴气单独存在也无法持续，因此在吸气过程中也有呼气的成分，即阴中有阳。天地的气息如果不相互作用，便无法流动。天之气下降时，是天在呼气；地之气上升时，是地在吸气。因此，呼气虽然主要由心肺负责，属于阳气，但肾肝的阴气也随着阳气一起释放。吸气虽然主要由肾肝负责，属于阴气，但心肺的阳气也随着阴气一起进入。因此，阴阳之气虽然在呼吸中表现为出入的过程，但它们的根本是不可分割的。呼吸的过程虽然有进有出，但阴阳的本质是相互交融的。”

雷公说道：“讲得很好。”

陈士铎评述：呼气中包含吸气，吸气中也包含呼气，这既是一又是二，人与天地的呼吸可以相互参照。

—— 脉动篇 ——

雷公问于岐伯曰：手太阴肺，足阳明胃，足少阴肾，三经之脉，常动不休者何也？岐伯曰：脉之常动不休者，不止肺胃肾也。雷公曰：何以见之？岐伯曰：四末阴阳之会者，气之大络也。四街者，气之曲径也。周流一身，昼夜环转，气无一息之止，脉无一晷之停也。肺胃肾脉独动者，胜于各脏腑耳，非三经之气独动不休也。夫气之在脉也，邪气中之也。有清气中之，有浊气中之，邪气中之也。清气中在上，浊气中在下，此皆客气也。见于脉中，决于气口。气口虚，补而实之；气口盛，泻而泄之。

雷公曰：十二经动脉之穴，可悉举之乎？岐伯曰：手厥阴心包经动脉，在手之劳宫也。手太阴肺经动脉，在手之太渊也。手少阴心经动脉，在手之阴郄也。足太阴脾经动脉，在腹冲门也。足厥阴肝经动脉，在足之太冲也。足少阴肾经动脉，在足之太谿也。手少阳三焦经动脉，在面之和髎也。手太阳小肠经动脉，在项之天窗也。手阳明大肠经动脉，在手之阳谿也。足太阳膀胱经动脉，在足之委中也。足少阳胆经动脉，在足之悬钟也。足阳明胃经动脉，在足之冲阳也。各经时动时止，不若胃为六腑之原，肺为五脏之主，肾为十二经之海，各常动不休也。

陈士铎曰： 讲脉之动处，俱有条理，非无因之文也。

译文

雷公向岐伯请教："手太阴肺经、足阳明胃经、足少阴肾经，这三条经脉为什么常常处于不停的脉动状态呢？"岐伯回答："脉的常动不止，不仅限于肺、胃、肾三经。"雷公又问："这是为什么呢？"岐伯解释道："四肢末端是阴阳之气的交汇处，这些地方的气脉称为'气的大络'，而四街则是气的曲径。气在全身流动，昼夜循环，没有一刻停息，脉搏也没有一瞬间停止。肺、胃、肾的脉动比其他脏腑更为明显，但并不是只有这三条经脉的气在不停地运行。气在脉中流动时，可能会受到邪气的干扰。邪气有两种，一种是清气受扰，一种是浊气受扰。邪气入侵时，清气位于上，浊气位于下，这些都属于外来的客气，可以通过脉象表现出来，并在气口（脉搏）处做出判断。气口虚弱时，需要补法使之充实；气口过盛时，则需要通过泻法使之减弱。"

雷公问："能否列举十二经脉的动脉所在的穴位呢？"岐伯答道："手厥阴心包经的动脉在手上的劳宫穴；手太阴肺经的动脉在太渊穴；手少阴心经的动脉在阴郄穴；足太阴脾经的动脉在腹部的冲门穴；足厥阴肝经的动脉在太冲穴；足少阴肾经的动脉在太谿穴；手少阳三焦经的动脉在面部的和髎穴；手太阳小肠经的动脉在项部的天窗穴；手阳明大肠经的动脉在阳谿穴；足太阳膀胱经的动脉在委中穴；足少阳胆经的动脉在悬钟穴；足阳明胃经的动脉在冲阳穴。这些经脉有时动有时停，但胃经作为六腑之源、肺经作为五脏之主、肾经作为十二经之海，它们的脉动是持续不息的。"

陈士铎评述： 本篇关于脉动的讲述条理清晰，并非无根据的言论。

—— 瞳子散大篇 ——

云师问于岐伯曰：目病瞳子散大者何也？岐伯曰：必得之内热多饮也。云师曰：世人好饮亦常耳，未见瞳子皆散大也。岐伯曰：内热者，气血之虚也，气血虚则精耗矣。五脏六腑之精，皆上注于目，瞳子尤精之所注也。精注瞳子而目明，精不注瞳子而目暗。今瞳子散大，则视物必无准矣。

云师曰：然往往视小为大也。岐伯曰：瞳子之系通于脑，脑热则瞳子亦热，热极而瞳子散大矣。夫瞳子之精，神水也。得脑气之热，则水中无非火气，火欲爆而光不收，安得不散大乎？

云师曰：何火之虐乎？岐伯曰：必饮火酒兼食辛热之味也。火酒大热，得辛热之味以助之，则益热矣。且辛之气散，而火酒者，气酒也，亦主散，况火酒至阳之味，阳之味必升于头面，火热之毒真归于脑中矣，脑中之精最恶散而最易散也，得火酒辛热之气，有随入随散者，脑气既散于中，而瞳子散大应于外矣。

彼气血未虚者，脑气尚不至尽散也，故瞳子亦无散大之象，然目则未有不昏者也。

云师曰：善。

陈士铎曰：瞳子散大，不止于酒，大约肾水不足，亦能散大。然水之不足，乃火之有余也，益其阴而火降，火降而散大者不散大也，不可悟火之虐乎？必认作火酒之一者，尚非至理。

译文

云师问岐伯："眼疾中，瞳孔散大是怎么回事呢？"岐伯回答："这通常是由于内热且多饮所致。"云师问道："世人喜欢喝酒也是常见的，但并没有见到所有人的瞳孔都散大啊。"岐伯解释："所谓内热，是指气血虚弱。气血虚则精气耗损。五脏六腑的精气都会上注于眼睛，瞳孔尤其是精气的集中之处。精气注入瞳孔，眼睛就明亮；精气不注入瞳孔，眼睛就昏暗。如今瞳孔散大，则必然导致看东西时失去准确的判断。"

云师继续问："确实，很多人瞳孔散大时，看小物体却觉得很大。"岐伯答道："瞳孔的经络是通向大脑的。大脑发热时，瞳孔也会变热。热极则瞳孔散大。瞳孔的精气是神水，受到脑热影响，水中充满火气，火气若要爆发，光线便无法收敛，瞳孔怎能不散大呢?”

云师问:“为什么火气会如此猖狂呢?”岐伯解释:“这多半是因为饮火酒，同时食用辛辣热性的食物所致。火酒本身就大热，辛辣食物助长其热气，使得火气更加旺盛。辛味具有发散作用，火酒则是气酒，亦有散发之效。更何况，火酒为至阳之味，阳气必然上升至头部，火热之毒最终侵入大脑。大脑中的精气最怕散，且最容易散。当受到火酒和辛热之气的刺激时，精气随入随散，脑气散于内，瞳孔散大则表现于外。”

岐伯继续说道:“那些气血尚未虚弱的人，脑气还未完全散去，因此瞳孔也不会明显散大。然而，眼睛的昏暗却是不可避免的。”

云师赞道:“妙极。”

陈士铎评述: 瞳孔散大不仅仅是因酒而起，通常肾水不足也会导致瞳孔散大。水不足，火则有余。若能补充阴气，使火气下降，瞳孔散大的症状便会缓解。因此，如果仅仅把瞳孔散大归因于火酒，则是不懂道理的表现。

—— 诊原篇 ——

雷公曰问于岐伯曰：五脏六腑各有原穴，诊之可以知病，何也？岐伯曰：诊脉不若诊原也。雷公曰：何谓也？岐伯曰：原者，脉气之所注也。切脉之法繁而难知，切腧之法约而易识。

雷公曰：请言切腧之法。岐伯曰：切腧之法，不外阴阳。气来清者阳也，气来浊者阴也，气来浮者阳也，气来沉者阴也。浮而无者阳将绝也；沉而无者，阴将绝也。浮而清者，阳气之生也；沉而清者，阴气之生也。浮而浊者，阴血之长也；浮而清者，阳血之长也。以此诊腧，则生死浅深如见矣。

陈士铎曰：诊原法不传久矣，天师之论真得其要也。

译文

雷公向岐伯请教："五脏六腑各有原穴，通过诊察这些原穴可以知道疾病的存在，为什么呢？"岐伯回答道："相比于诊脉，诊察原穴更为准确。"雷公追问："这是什么意思呢？"岐伯解释说："原穴是脉气聚集的地方。诊脉的方法复杂且难以精确掌握，而诊察原穴的方法则较为简约且易于理解。"

雷公请求道："请您详细说明诊察原穴的方法。"岐伯答道："诊察原穴的方法，无外乎阴阳之理。气息清澈则为阳，气息浑浊则为阴；气息浮在表面则为阳，气息沉于内则为阴。气息浮而无力，说明阳气即将衰竭；气息沉而无力，说明阴气即将耗尽。气息浮而清明，代表阳气正在生发；气息沉而清明，代表阴气正旺盛。气息浮而浑浊，说明阴血正在生长；气息浮而清澈，说明阳血正旺盛。通过这些方法来诊察原穴，人的生死、病情的深浅就如同亲眼所见一般清楚了。”

陈士铎评述： 诊察原穴的方法，已失传许久。天师论述时，真正抓住了关键。

—— 精气引血篇 ——

力牧问于岐伯曰：九窍出血何也？岐伯曰：血不归经耳。力牧曰：病可疗乎？岐伯曰：疗非难也。引其血之归经则瘥安。力牧曰：九窍出血，脏腑之血皆出矣，难疗而曰易疗者，何也？岐伯曰：血失一经者重，血失众经者轻。失一经者，伤脏腑也，失众经者，伤经络也。

力牧曰：血已出矣，何引而归之？岐伯曰：补气以引之，补精以引之也。力牧曰：气虚则血难摄，补气摄血，则余已知之矣，补精引血，余实未知也。岐伯曰：血之妄行，由肾火之乱动也，肾火乱动，由肾水之大衰也，血得肾火而有所归，亦必得肾水以济之也。夫肾水肾火，如夫妇之不可离也。肾水旺而肾火自归，肾火安而各经之血自息，犹妇在家而招其夫，夫既归宅，外侮辄散，此补精之能引血也。

力牧曰：兼治之乎？抑单治之乎。岐伯曰：先补气，后补精，气虚不能摄血，血摄而精可生也。精虚不能藏血，血藏而气益旺也。故补气必须补精耳。

力牧曰：善。虽然血之妄出，疑火之祟耳，不清火而补气，毋乃助火乎？岐伯曰：血至九窍之出，是火尽外泄矣，热变为寒，乌可再泄火乎？清火则血愈多矣。力牧曰：善。

陈士铎曰： 失血补气，本是妙理，谁知补精即补气乎。补气寓于补精之中，补精寓于补血之内，岂是泛然作论者。寒变热，热变寒，参得个中趣，才是大罗仙。

译文

力牧问岐伯：“九窍出血是怎么回事？”岐伯回答：“这是因为血液没有回归经脉。”力牧又问：“这种病能治疗吗？”岐伯说：“治疗并不困难，只要引导血液回归经脉，病就会痊愈。”力牧问：“九窍出血意味着脏腑的血液都流出来了，这种情况很难治疗，为什么您说容易呢？”岐伯解释：“血失去一经，比血失去众经更为严重。失去一经，会伤及脏腑；失去众经，只伤及经络。”

力牧接着问：“血已经流出来了，怎么引导它回到经脉呢？”岐伯答道：“通过补气和补精来引导血液回归。”力牧说：“气虚时，血很难被收摄，补气以摄血我已经明白了。但补精以引血，我还不明白。”岐伯解释：“血液妄行是由于肾火乱动，肾火乱动是因为肾水严重衰弱。血液能够靠肾火来归经，但必须有肾水的调济。肾水和肾火就像夫妻一样无法分离。肾水旺盛，肾火自然平息；肾火安定，各经之血也会平息。就像妻子在家召唤她的丈夫，丈夫回家后，外面的干扰自然就消散了。这就是为什么补精可以引血。”

力牧继续问：“是应该同时治疗，还是先后治疗？”岐伯答道：“应该先补气，后补精。气虚不能摄血，等血摄住了，精气也就可以生发；而精虚不能藏血，血藏住了，气也会更加旺盛。因此补气时必须同时补精。”

力牧又问：“不过，血液妄出可能是因为火邪作祟。不清火直接补气，怎么能助火呢？”岐伯回答：“当血从九窍流出时，说明火已经外泄，热已经转化为寒，怎么能再去清火呢？清火只会让出血更多。”力牧听后说道：“好，明白了。”

陈士铎评述：失血后补气本是妙理，谁能想到，补精就是补气呢？补气其实隐含在补精之中，而补精又富含了补血的功效。这绝不是泛泛而谈的理论。寒与热之间的转化，理解了其中奥妙，方能真正掌握养生之道。

—— 天人一气篇 ——

大挠问于岐伯曰：天有转移，人气随天而转移，其故何也？岐伯曰：天之转移，阴阳之气也，人之气亦阴阳之气也，安得不随天气为转移乎。大挠曰：天之气分春夏秋冬，人之气恶能分四序哉？天之气配日月支干，人之气恶能配两曜一旬十二时哉？岐伯曰：公泥于甲子以论天也。天不可测而可测，人亦不可测而可测也。天之气有春夏秋冬，人之气有喜怒哀乐，未尝无四序也。天之气有日月，人之气有水火，未尝无两曜也。天之气有甲乙丙丁戊己庚辛壬癸，人之气有阳跷阴跷带冲任督阳维阴维命门胞络，未尝无一旬也。天之气有子丑寅卯辰巳午未申酉戌亥，人之气有心肝脾肺肾心包胆胃膀胱三焦大小肠，未尝无十二时也。天有气，人即有气以应之，天人何殊乎？

大挠曰：天之气万古如斯，人之气何故多变动乎？岐伯曰：人气之变动，因乎人亦因乎天也。春宜温而寒，则春行冬令矣；春宜温而热，则春行夏令矣；春宜温而凉，则春行秋令矣。夏宜热而温，则夏行春令也；夏宜热而凉，则夏行秋令也；夏宜热而寒，则夏行冬令也。秋宜凉而热，非秋行夏令乎？秋宜凉而温，非秋行春令乎？秋宜凉而寒，非秋行冬令乎？冬宜寒而温，是冬行春令矣；冬宜寒而热，是冬行夏令矣；冬宜寒而凉，是冬行秋令矣。倒行逆施，在天既变动若此，欲人脏腑中不随天变动，必不得之数矣。

大挠曰：天气变动，人气随天而转移，宜尽人皆如是矣，何以有变有不变也？岐伯曰：人气随天而变者，常也；人气不随天而变者，非常也。大挠曰：人气不随天气而变，此正人守其常也，天师谓非常者，予不得其旨，请言其变。岐伯曰：宜变而不变，常也，而余谓非常者，以其异于常人也。斯人也，必平日固守元阳，未丧其真阴者也。阴阳不调，随天气之变动，彼自行其阴阳之正令，故能不变耳。大挠曰：彼变动者，何以治之？岐伯曰：有余者泻之，不足者补之，郁则达之，热则寒之，寒则温之，如此而已。

陈士铎曰：天人合一，安能变乎，说得合一之旨。

译文

大挠向岐伯询问：“天气发生变化，人的气也随之变化，这是为什么呢？”岐伯回答说：“天气的变化是因为阴阳气的变动。人的气也是阴阳气，怎能不随天气的变化而变化呢？”大挠问：“天气分为春夏秋冬四季，人的气怎能分为四季呢？天气与日月天干地支相配，人的气怎能与日月星辰和十二时辰相配呢？”岐伯说：“你这是拘泥于天干地支来讨论天气。天气虽然难以预测，但可以预测。人也难以预测，但也可以预测。天气有春夏秋冬四季，人的气有喜怒哀乐，未尝没有四季。天气有日月，人的气有水火，未尝没有日月。天气有甲、乙、丙、丁、戊、己、庚、辛、壬、癸十天干，人的气有阳跷、阴跷、带、冲、任、督、阳维、阴维、命门、胞络，未尝没有十天干。天气有子、丑、寅、卯、辰、巳、午、未、申、酉、戌、亥十二地支，人的气有心、肝、脾、肺、肾、心包、胆、胃、膀胱、三焦、大肠、小肠，未尝没有十二地支。天有气，人就有相应的气。天与人有什么不同呢？”

大挠问：“天气自古以来都是这样，为什么人的气会有很多变化呢？”岐伯说：“人的气息变化，既因人也因天。比如春天本该温暖，但若寒冷，则是春天像冬天一样行事了。春天本该温暖，但若炎热，则是春天像夏天一样。春天本该温暖，但若凉爽，则是春天像秋天一样。夏天若温暖如春，凉爽如秋，或寒冷如冬，则是夏天行使其他季节的气令。秋天应凉爽，但若炎热，则像夏天；若温暖，则像春天；若寒冷，则像冬天。冬天本该寒冷，但若温暖或炎热，或是凉爽，那便是冬天行使其他季节的气令。天的气象如此变动，人的脏腑之气自然也会随天气的变化而变化。”

大挠问：“天气变化了，人气随天气而变化，应该所有人都是这样。为什么有的人变化，有的人不变化呢？”岐伯说：“人气随天气变化是常态。人气不随天气变化是非常态。”大挠说：“人气不随天气变化，难道不是那些能够保持常态的人吗？天师所说的非常态，我不明白，请解释其变化。”岐伯说：“应该变化而不变化，这是常态。而我说的非常态，是因为它与常人不同。这些人平时必定坚守元阳，没有丧失真阴。阴阳不调，随天气变化，他们自行其阴阳的正道，所以能不变。”

大挠问：“那些变化的人怎么治疗呢？”岐伯说：“有余的泻之，不足的补之，郁结的疏通之，热的寒之，寒的温之，就是这样。”

陈士铎评述：天人合一，如何能够轻易变化？这一论述确实达到了天人合一的精髓。

—— 地气合人篇 ——

大挠问曰：天人同气，不识地气亦同于人乎？岐伯曰：地气之合于人气，《素问》《灵枢》已详哉言之，何公又问也？大挠曰：《内经》言地气。统天气而并论也，未尝分言地气。岐伯曰：三才并立，天气即合于地气，地气即合于人气，原不必分言之也。大挠曰：地气有独合于人气之时，请言其所以合也。岐伯曰：言其合则合，言其分则分。

大挠曰：请言人之独合于地气。岐伯曰：地有九州，人有九窍，此人之独合于地也。大挠曰：《内经》言之矣。岐伯曰：虽言之，未尝分析之也。大挠曰：请言其分。岐伯曰：左目合冀，右目合雍，鼻合豫，左耳合扬，右耳合兖，口合徐，脐合荆，前阴合营，后阴合幽也。大挠曰：其病何以应之？岐伯曰：冀之地气逆而人之左目病焉，雍之地气逆而人之右目病焉，豫之地气逆而人之鼻病焉，扬之地气逆而人之左耳病焉，兖之地气逆而人之右耳病焉，徐之地气逆而人之口病焉，荆之地气逆而人之脐病焉，营之地气逆而人之前阴病焉，幽之地气逆而人之后阴病焉，此地气之合病气也。

大挠曰：有验有不验何也？岐伯曰：验者，人气之漓也，不验者，人气之固也。固者多，漓者少，故验者亦少，似地气之不尽合人气也。然而，合者，理也。

大挠曰：既有不验，恐非定理。岐伯曰：医统天地人以言道，乌可缺而不全乎？宁言地气，听其验不验也。大挠曰：善。

陈士铎曰：地气实合于天，何分于人乎？地气有验不验者，非分于地气，已说其合，胡必求其合哉。

译文

大挠问道："天与人的气相合，那地气是否也与人气相合呢？"岐伯回答："地气与人气的相合，《素问》和《灵枢》已经详细论述过了，您为什么还要询问呢？"大挠说："《内经》中论述了地气和天气一起统领人气，但从未单独论述地气。"岐伯解释："天地人三才并立，天气与地气相合，地气与人气相合，本就不需要分开论述。"

大挠接着问："那有没有地气独自与人气相合的情况？请您详细说明相合的原理。"岐伯答道："若论合则确实相合，若论分则可以区分。"大挠问："请您详细说明人气如何独自与地气相合。"岐伯解释："大地有九州，人有九窍，这就是人气独自与地气相合的方式。"大挠又问："这在《内经》中已经提到过了。"岐伯说："虽然提到过，但未曾详细分解说明。"大挠请求道："请您详细说明。"岐伯说道："左眼对应冀州，右眼对应雍州，鼻子对应豫州，左耳对应扬州，右耳对应兖州，口对应徐州，肚脐对应荆州，前阴对应营州，后阴对应幽州。"

大挠继续问："那当人患病时，如何与地气的异常相对应呢？"岐伯答道："如果冀州的地气失常，人左眼就会患病；雍州的地气失常，右眼就会病变；豫州的地气逆行，鼻子就会患病；扬州的地气失常，左耳就会出问题；兖州的地气异常，右耳就会患病；徐州的地气逆行，口腔就会出现问题；荆州的地气异常，脐部会出问题；营州的地气失常，前阴会患病；幽州的地气失常，后阴就会病变。这就是地气与病气相合的道理。"

大挠又问："为什么有时候这些相合能应验，有时候却不能应验呢？"岐伯解释："应验的情况，是因为人气不固，气机较为薄弱；不应验的情况，是因为人气稳固。大多数人气稳固，少数人气薄弱，所以应验的情况也较少，似乎地气与人气并不总是相合。然而，从原理上来说，地气与人气的相合是存在的。"

大挠说："既然有不应验的情况，是否说明这不是常理呢？"岐伯答道："医道讲究天地人三者合一，怎么可能有缺失呢？宁可相信地气的应验与否，也不应质疑其合的道理。"大挠说："说得很好。"

陈士铎评述：地气实际上与天气相合，怎么可能与人气分离呢？地气是否应验，并不是地气本身的问题，讨论它的相合，只要明白它的原理就行，不必强求其是否应验。

—— 三才并论篇 ——

鬼臾区问曰：五运之会，以司六气，六气之变，以害五脏，是五运之阴阳，即万物之纲纪，变化之父母，生杀之本始也。夫子何以教区乎？岐伯曰：子言是也。臾区退而作《天元纪》各论，以广五运六气之义。岐伯曰：臾区之言，大而肆乎？虽然，执臾区之论概治五脏之病，是得一而失一也。

臾区曰：何谓乎？岐伯曰：五运者，五行也。谈五运即阐五行也。然五行止有五，五运变成六。明者视六犹五也，昧者眩六为千矣。

臾区曰：弟子之言非欤？岐伯曰：子言是也。臾区曰：弟子言是，夫子有后言，请亟焚之。岐伯曰：医道之大也，得子言，夫乃显，然而医道又微也，执子言，微乃隐，余所以有后言也。虽然，余之后言，正显子言之大也。

臾区曰：请悉言之。岐伯曰：五运乘阴阳而变迁，五脏因阴阳而变动。执五运以治病，未必有合也，舍五运以治病，未必相离也。遗五运以立言，则医理缺其半，统五运以立言，则医道该其全，予故称子言之大而肆也。

鬼臾区曰：请言缺半之理。岐伯曰：阴阳之气，有盈有虚，男女之形，有强有弱。盈者虚之兆，虚者盈之机，盖两相伏也。强者弱之媒，弱者强之福，盖两相倚也。合天地人以治邪，不可止执五运以治邪也。合天地人以扶正，不可止执五运以扶正也。

鬼臾区曰：医道合天地人者，始无弊乎？岐伯曰：人之阴阳，与天地相合也。阳极生阴，阴极生阳，未尝异也。世疑阴多于阳，阴有群阴，阳无二阳也，谁知阳有二阳乎。有阳之阳，有阴之阳。君火为阳之阳，相火为阴之阳。人有君火相火，而天地亦有之，始成其为天，成其为地也。使天地无君火，万物何以昭苏，天地无相火，万物何以震动。天地之君火，日之气也；天地之相火，雷之气也。雷出于地而轰于天，日临于天而照于地，盖上下相合，人亦何独不然。合天地人以治病则得其全，执五运以治病则缺其半矣。

鬼臾区稽首而叹曰：大哉圣人之言乎！区无以测师矣。

陈士铎曰：六气即五行之论，知五行即知六气矣。世不知五运，即不知五行也，不知五行，即不知六气矣。

译文

鬼臾区请教岐伯："五运的变化主导六气，而六气的变化则会影响五脏。因此，五运的阴阳，是万物的纲纪、变化的源头、生杀的根本。先生对此有何教诲呢？"岐伯回答："你的理解是对的。"鬼臾区退下后撰写了《天元纪》，分别论述五运六气的道理，以此来扩展其意义。岐伯说道："臾区的论述博大而详尽，然而若只凭借五运的理论来治疗五脏的疾病，未免过于片面。"

鬼臾区问道："这是什么意思呢？"岐伯解释："五运即五行，论五运即在阐述五行。然而五行只有五种，而五运变化则为六种。聪明的人把这六种变化看作是五种，而昏庸的人则把六种看作成千上万种。"

鬼臾区问："弟子的论述难道有误吗？"岐伯答道："你的论述是正确的。"鬼臾区又说："既然弟子的论述是对的，而夫子却有所补充，是否应将弟子的论述焚毁呢？"岐伯解释："医道博大精深，若以你的论述为大，则医道显得非常直观明了；但医道也非常细微复杂，若拘泥于你的论述，医道的精微之处便被掩盖了。所以我提出了后续的评论。不过，我说的话，正是在进一步阐明你论述的博大。"

鬼臾区请求道："请夫子详尽讲述其中的道理。"岐伯说道："五运随着阴阳的变化而迁移，五脏也因阴阳的变化而变动。只凭五运来治病，未必完全合适；抛开五运来治病，也未必不可行。如果舍弃五运，医理将缺失一半；但若统摄五运，医道就能全备。因此，我称赞你论述的博大和广泛。"

鬼臾区再次请教："请您解释'缺失一半'的道理。"岐伯解释："阴阳的气，有盈有虚。男女的形态，有强有弱，盈满是虚弱的预兆，虚弱是盈满的关键。强者是弱者的媒介，弱者是强者的福气。两者相互依存。结合天地人来治疗疾病，不能只坚持五运来治疗疾病。结合天地人来扶持正气，不能只坚持五运来扶持正气。”

鬼臾区问：“医学道理结合天地人的，才没有弊端吗？”岐伯答道：“人的阴阳与天地相合，阳极则生阴，阴极则生阳，二者从未分离。世人误以为阴多于阳，认为阴有多种形态，而阳则没有。事实上，阳有两种形态：有阳中的阳和阴中的阳。君火为阳中的阳，相火为阴中的阳。人有君火和相火，天地亦然，这构成了天地的运行。若天地没有君火，万物如何苏醒？若天地没有相火，万物如何震动？天地的君火即太阳之气，天地的相火即雷电之气。雷从地出而响于天，太阳临天而照于地，天与地上下相合，人亦如此。合天地人与阴阳来治病则医道全面，若只执着于五运，则失去了另一半。”

鬼臾区听后恭敬地叩首，说道：“伟大啊！圣人的言论如此高深，弟子实在无法测度师父的智慧。”

陈士铎评述：六气即五行之论，明白了五行，也就懂得了六气。世人若不知五运，也就不知五行；不知五行，自然也无法明白六气的道理。

—— 五运六气离合篇 ——

鬼臾区问曰：五运与六气并讲，人以为异，奈何？岐伯曰：五运非六气则阴阳难化，六气非五运则疾病不成，二者合而不离也。夫寒暑湿燥风火，此六气也。金木水火土，此五运也。六气分为六，五运分为五，何不可者。讵知六气可分而五运不可分也。盖病成于六气，可指为寒暑湿燥风火，病成于五运，不可指为金木水火土。以金病必兼水，水病必兼木，木病必兼火，火病必兼土，土病必兼金也。且有金病而木亦病，木病而土亦病，土病而水亦病，水病而火亦病，火病而金亦病也。故六气可分门以论症，五运终难拘岁以分门，诚以六气随五运以为转移，五脏因六气为变乱，此分之不可分也。

鬼臾区曰：然则何以治六气乎？岐伯曰：五运之盛衰，随五脏之盛衰为强弱，五脏盛而六气不能衰，五脏强而六气不能弱，逢司天在泉之年，寒暑湿燥风火有病有不病者，正五脏强而不弱也，所以五脏盛者，何畏运气之侵哉。

鬼臾区曰：善。

陈士铎曰： 六气之病因五脏之不调也，五脏之不调即五行之不正也，调五行即调六气矣。

译文

鬼臾区请教岐伯："五运与六气一起讲解，世人常以为这是两个不同的概念，如何解释呢？"岐伯回答："五运没有六气，那么阴阳的变化就难以实现。六气没有五运，那么疾病就无法形成。这两者是相辅相成、不可分离的。寒、暑、湿、燥、风、火，这是六气。金、木、水、火、土，这是五运。六气可以分成六种，五运可以分成五种，为什么不行呢？人们不知道六气可以分开，但五运是不可分的。因为疾病由六气形成，可以明确指出是寒、暑、湿、燥、风、火，而疾病由五运形成，就不能明确指出是金、木、水、火、土。因为金的病变必然涉及水，水的病变必然涉及木，木的病变必然涉及火，火的病变必然涉及土，土的病变必然涉及金。而且有金病变木也病变，木病变土也病变，土病变水也病变，水病变火也病变，火病变金也病变的情况。所以，六气可以分门别类来讨论病症，但五运却难以仅凭岁数来划分疾病。因为六气是随五运变化而转移的，五脏的病变是由六气的扰乱引起的，这就说明它们不可完全分开。"

鬼臾区问："那么应该如何治疗六气引起的疾病呢？"岐伯回答："五运的盛衰是随着五脏的盛衰而出现强弱的不同。五脏旺盛，六气就无法使其衰败；五脏强健时，六气也无法削弱它。在司天、在泉的年份中，虽然有些寒、暑、湿、燥、风、火的气候变化会引发疾病，但有些不会。其原因正是五脏强盛，不会受到运气的侵害。因此，五脏强盛的人，又怎么会畏惧运气的侵害呢？"

鬼臾区说道："明白了。"

陈士铎评述： 六气引发的疾病，实际上是由于五脏失调所致。五脏的失调就是五行的不正，调和五行即可调和六气。

—— 六气分门篇 ——

雷公问于岐伯曰：五运六气合而不离，统言之可也，何鬼臾区分言之多乎？岐伯曰：五运不可分，六气不可合。雷公曰：其不可合者何也？岐伯曰：六气之中有暑火之异也。雷公曰：暑火皆火也，何分乎？岐伯曰：火不一也。暑，外火，火内火也。雷公曰：等火耳，火与火相合而相应也，奈何异视之？岐伯曰：内火之动，必得外火之引。外火之侵，必得内火之召也，似可合以立论，而终不可合以分门者，内火与外火异也。盖外火，君火也；内火，相火也。君火即暑，相火即火，暑乃阳火，火乃阴火。火性不同，乌可不区而别乎；六气分阴阳，分三阴三阳也。三阴三阳中分阳火阴火者，分君相之二火也。五行概言火而不分君相，六气分言火而各配支干，二火分配而暑与火各司其权，各成其病矣，故必宜分言之也。臾区之说非私言也，实闻予论而推广之。雷公曰：予昧矣，请示世之不知二火者。

陈士铎曰：五行止有一火，六气乃有二火，有二火乃分配支干矣。支干虽分，而君相二火实因六气而异，言之于不可异而异者，异之于阴阳之二火也。

译文

雷公向岐伯请教说："五运六气是不可分离的，整体来看可以这么说。那为何鬼臾区要将它们分得这么多呢？"岐伯回答道："五运是不能分开的，而六气则不能合并。"雷公接着问："为什么六气不能合并呢？"岐伯解释说："六气中有暑气与火气的不同。"雷公不解地问："暑气和火气都是火，为何要分开呢？"岐伯回答："火并非只有一种。暑气是外火，而火气是内火。"雷公继续问："火就是火啊，火与火之间是相通的，为什么要区别对待呢？"岐伯解释道："内火的活动，必然受到外火的引导；而外火的侵袭，也必须得有内火的回应。看似可以合并讨论，实际上是不能合并的。之所以要细分，是因为内火和外火性质不同。外火即君火，内火即相火。君火对应暑气，相火对应火气。暑气是阳火，火气是阴火，火的性质不同，怎么能不加以区别呢？六气是按阴阳分为三阴三阳的，三阴三阳之中还要区分阳火与阴火，即君火与相火。五行中只泛泛地提到火，没有区分君火与相火，而六气则将火气分别与各支干相对应。君火和相火各自司其职，也分别会引起不同的病症。所以必须要将它们分开讨论。鬼臾区的说法并非他自己的见解，而是依据我所说的理论加以推广的。”

雷公感叹道：“我实在是糊涂了，请给那些不了解这两种火的人做进一步解释。”

陈士铎评述：五行中只有一种火，而六气中有两种火。两种火分配到不同的支干，虽然在支干上有所区分，但君火与相火是因为六气的不同而存在差异，讨论时看似不能分开，实则是依据阴阳来区分这两种火的。

—— 六气独胜篇 ——

雍父问曰：天地之气，阴阳尽之乎？岐伯曰：阴阳足以包天地之气也。虽然阴阳之中变化错杂，未可以一言尽也。雍父曰：请言其变。岐伯曰：六气尽之矣。雍父曰：六气是公之已言也，请言所未言。岐伯曰：六气之中，有余不足，胜复去留，臾区言之矣，尚有一端未言也。遇司天在泉之年，不随天地之气转移，实有其故，不可不论也。雍父曰：请悉论之。

岐伯曰：辰戌之岁，太阳司天，而天柱不能窒抑之，此肝气之胜也。巳亥之岁，厥阴司天，而天蓬不能窒抑之，此心气之胜也。丑未之岁，太阴司天，而天蓬不能窒抑之，此包络之气胜也。子午之岁，少阴司天，而天冲不能窒抑之，此脾气之胜也。寅申之岁，少阳司天，而天英不能窒抑之，此肺气之胜也。卯酉之岁，阳明司天，而天芮不能窒抑之，此肾气之胜也。雍父曰：司天之胜，予知之矣，请言在泉之胜。

岐伯曰：丑未之岁，太阳在泉，而地晶不能窒抑之，此肝胆之气胜也。寅申之岁，厥阴在泉，而地玄不能窒抑之，此心与小肠之气胜也。辰戌之岁，太阴在泉，而地玄不能窒抑之，此包络三焦之气胜也。卯酉之岁，少阴在泉，而地苍不能窒抑之，此脾胃之气胜也。巳亥之岁，少阳在泉，而地彤不能窒抑之，此肺与大肠之气胜也，子午之岁，阳明在泉，而地阜不能窒抑之，此肾与膀胱之气胜也。

雍父曰：予闻顺天地之气者昌，逆天地之气者亡，今不为天地所窒抑，是逆天地矣，不夭而独存，何也？岐伯曰：顺之昌者，顺天地之正气也；逆之亡者，逆天地之邪气也。顺可逆而逆可顺乎？雍父曰：同是人也，何以能独胜乎？岐伯曰：人之强弱不同，纵欲与节欲异也。雍父曰：善。

陈士铎曰：天蓬、地玄，独有二者，正分其阴阳也。阴阳同而神亦同者，正显其顺逆也，可见宜顺不宜逆矣。

译文

雍父问道："天地的气，是否可以用阴阳来概括呢？"岐伯回答："阴阳的确足以包容天地的气。然而，阴阳之中的变化复杂，不能用一句话来解释。"雍父继续问："请您说说其中的变化。"岐伯答道："六气已经涵盖了这些变化。"雍父说："六气是您之前已经提到的内容，请讲些未曾讲过的。"岐伯答："六气之中有盈余和不足，有胜复和去留，鬼臾区已经提到过了。但还有一个方面未曾讨论过，那就是当遇到司天和在泉的年份时，六气不随天地的气而转移。这背后的原因，不可不论。"雍父说："请详细解释。"

岐伯说道："辰戌年间，太阳司天，而天柱无法压制，这是肝气过盛的表现。巳亥年间，厥阴司天，而天蓬无法压制，这是心气过盛的表现。丑未年间，太阴司天，而天蓬无法压制，这是包络之气过盛的表现。子午年间，少阴司天，而天冲无法压制，这是脾气过盛的表现。寅申年间，少阳司天，而天英无法压制，这是肺气过盛的表现。卯酉年间，阳明司天，而天芮无法压制，这是肾气过盛的表现。"雍父说："我了解了司天之气过胜的现象，请您再解释一下在泉之气过胜的情况。"

岐伯答："丑未年间，太阳在泉，而地晶无法压制，这是肝胆之气过胜的表现。寅申年间，厥阴在泉，而地玄无法压制，这是心与小肠之气过胜的表现。辰戌年间，太阴在泉，而地玄无法压制，这是包络三焦之气过胜的表现。卯酉年间，少阴在泉，而地苍无法压制，这是脾胃之气过胜的表现。巳亥年间，少阳在泉，而地彤无法压制，这是肺与大肠之气过胜的表现。子午年间，阳明在泉，而地阜无法压制，这是肾与膀胱之气过胜的表现。"

雍父问："我听说顺应天地之气者兴旺，违逆天地之气者衰亡。如今这些气不受天地的压制，是否意味着它们违逆了天地之气？为何它们不顺从天地却依然可以存在呢？"岐伯回答："顺应而兴旺者，是顺应天地的正气；违逆而衰亡者，是违逆天地的邪气。正气可以逆行，而邪气也可以顺行。"雍父继续问："同样是人，为什么有些人能表现出气过胜的现象呢？"岐伯答："人的强弱不同，放纵欲望与节制欲望也有差异。"雍父听后说："说得好。"

陈士铎评述：天蓬和地玄，正是阴阳的对立和区分。阴阳虽然不同，但神气相同，显现出顺逆的道理。因此，顺应天地之气是有益的，违逆天地之气是不可取的。

三合篇

雷公问曰：寒暑燥湿风火，此六气也，天地之运化，何合于人而生病？岐伯曰：五行之生化也。雷公曰：人之五脏分金木水火土，彼此有胜负而人病，此脏腑之自病也，何关于六气乎？岐伯曰：脏腑之五行，即天之五行，地之五行也，天地人三合而生化出矣。雷公曰：请问三合之生化？

岐伯曰：东方生风，风生木，木生酸，酸生肝，肝生筋，筋生心，在天为风，在地为木，在体为筋，在气为柔，在脏为肝，其性为瞬，其德为和，其用为动，其色为苍，其化为荣，其虫毛，其政为散，其令宣发，其变摧拉，其眚陨落，其味为酸，其志为怒，怒伤肝，悲胜怒，风伤肝，燥胜风，酸伤筋，辛胜酸，此天地之合人肝也。

南方生热，热生火，火生苦，苦生心，心生血，血生脾，在天为热，在地为火，在体为脉，在气为炎，在脏为心，其性为暑，其德为显，其用为燥，其色为赤，其化为茂，其虫羽，其政为明，其令郁蒸，其变炎烁，其眚燔焫，其味为苦，其志为喜，喜伤心，恐胜喜，热伤气，寒胜热，苦伤气，咸胜苦，此天地之合人心也。

中央生湿，湿生土，土生甘，甘生脾，脾生肉，肉生肺，在天为湿，在地为土，在体为肉，在气为充，在脏为脾，其性静坚，其德为濡，其用为化，其色为黄，其化为盈，其虫倮，其政为谧，其令云雨，其变动注，其眚淫溃，其味为甘，其志为思，思伤脾，怒胜思，湿伤肉，风胜湿，甘伤脾，酸胜甘，此天地之合人脾也。

西方生燥，燥主金，金生卒，辛生肺，肺生皮毛，在天为燥，在地为金，在体为皮毛，在气为成，在脏为肺，其性为凉，其德为清，其用为固，其色为白，其化为敛，其虫介，其政为劲，其令雾露，其变肃杀，其眚苍落，其味为辛，其志为忧，忧伤肺，喜胜忧，热伤皮毛，寒胜热，辛伤皮毛，苦胜辛，此天地之合人肺也。

北方生寒，寒生水，水生咸，咸生肾，肾生骨髓，髓生肝，在天为寒，在地为水，在体为骨，在气为坚，在脏为肾，其性为凛，其德为寒，其用为藏，其色为黑，其化为肃，其虫鳞，其政为静，其令为寒，其变凝冽，其眚冰雹，其味为咸，其志为恐，恐伤肾，思胜恐，寒伤血，燥胜寒，咸伤血，甘胜咸，此天地之合人肾也。

五脏合金木水火土，斯化生之所以出也。天地不外五行，安得不合哉。雷公曰：五行止五，不应与六气合也。岐伯曰：六气即五行也。雷公曰：五行五而六气六，何以相合乎？岐伯曰：使五行止五，则五行不奇矣，五行得六气，则五行之变化无穷，余所以授六气之论，而臾区乃肆言之也。雷公曰：六气之中各配五行，独火有二，此又何故？岐伯曰：火有君相之分耳。人身火多于水，五脏之中，无脏非火也，是以天地之火亦多于金木水土也，正显天地之合于人耳。雷公曰：大哉盲乎！释蒙解惑，非天师之谓欤。请载登六气之篇。

陈士铎曰： 五行不外五脏，五脏即六气之论也。因五行止有五，惟火为二，故六气合二火而论之，其实合五脏而言之也。

译文

雷公问道："寒、暑、燥、湿、风、火是六气。这些天地的运化如何与人相合而致病呢？"岐伯答："这是五行的生化作用。"雷公问："人体的五脏分为金、木、水、火、土，彼此之间有胜负，所以人会生病，这是脏腑自身的病变，为什么会与六气有关联呢？"岐伯解释："脏腑的五行，就是天上的五行，也是地上的五行。天地人与五行相合，生命的生成和变化由此而生。"雷公又问："请问三合的生成和变化是什么？"

岐伯答道："东方生风，风生木，木生酸，酸生肝，肝主筋。在天为风，在地为木，在人体为筋，在气为柔，在脏为肝。其性瞬动，其德为和，其作用是动，其颜色为苍绿，其化为荣，其对应的虫类为毛虫。肝的作用为散布四方，主要是宣发功能，若变化异常则会导致摧折和损伤。其味为酸，志向表现为怒，怒伤肝，而悲可以克制怒气。风伤肝，燥气胜过风气；酸味伤筋，辛味克制酸味。这就是天地与人之肝的结合。

南方生热，热生火，火生苦，苦生心，心主血液。在天为热，在地为火，在人体为脉，在气为炎热，在脏为心。心的本性是暑热，其德为显露，其作用为燥化，其颜色为红，其化为茂盛。其对应的虫类为羽虫。心的作用是光明，主令郁蒸，若变化异常则会产生灼热之象。其味为苦，志向表现为喜，喜伤心，而恐惧可以克制喜悦。热气伤害气机，寒气克制热气；苦味伤害气机，咸味克制苦味。这就是天地与人之心的结合。

中央生湿，湿生土，土生甘，甘生脾，脾主肌肉。在天为湿，在地为土，在人体为肌肉，在气为坚固，在脏为脾。脾的本性是安静坚固，其德为润泽，其作用为化生，其颜色为黄色，其化为盈满。其对应的虫类为倮虫。脾的作用是安宁，主导云雨，若变化异常则会导致水肿和溃烂。其味为甘，志向表现为思虑，思伤脾，而怒气克制思虑。湿气伤害肌肉，风气克制湿气；甘味伤脾，酸味克制甘味。这就是天地与人之脾的结合。

西方生燥，燥主金，金生辛，辛生肺，肺主皮毛。在天为燥，在地为金，在人体为皮毛，在气为成形，在脏为肺。肺的本性是凉，其德为清净，其作用是固化，其颜色为白，其化为收敛。其对应的虫类为介虫。肺的作用是肃杀，主令雾露，若变化异常则会导致苍黄落叶。其味为辛，志向表现为忧愁，忧伤肺，而喜悦克制忧愁。热气伤害皮毛，寒气克制热气；辛味伤害皮毛，苦味克制辛味。这就是天地与人之肺的结合。

北方生寒，寒生水，水生咸，咸生肾，肾主骨髓。在天为寒，在地为水，在人体为骨，在气为坚固，在脏为肾。肾的本性是凛冽，其德为寒冷，其作用是储藏，其颜色为黑色，其化为肃杀。其对应的虫类为鳞虫。肾的作用是静谧，主导寒气，若变化异常则会产生凝冻的现象。其味为咸，志向表现为恐惧，恐伤肾，而思虑可以克制恐惧。寒气伤害血液，燥气克制寒气；咸味伤害血液，甘味克制咸味。这就是天地与人之肾的结合。

五脏与金、木、水、火、土相对应，这就是化生的来源。天地不外乎五行，怎能不相合呢?”

雷公问:“五行只有五气，怎么能与六气相合呢?”岐伯解释:“六气即是五行。”雷公问:“五行是五，六气是六，如何相合呢?”岐伯回答:“如果五行只限于五，就无法变化无穷了。五行因为有六气的配合，才能变化无穷。这就是我为何传授六气的理论，鬼臾区又进一步推广的原因。”雷公问:“六气之中，为什么只有火有两个分支呢?”岐伯答:“这是因为火分为君火和相火。人体的火多于水，五脏之中没有一个脏腑没有火的参与，因此天地之火也多于金、木、水、土。这正好显现了天地与人的相合。”雷公感叹:“伟大而深奥的道理啊！这真是为我释疑解惑的良言啊！请把这篇关于六气的讨论记录下来。”

陈士铎评述：五行不外乎五脏，而五脏是六气的表现。由于五行中只有五个元素，但火有两个分支，因此六气包含两种火，并与五脏相结合进行讨论。

—— 四时六气异同篇 ——

天老问曰：五脏合五时，六经应六气，然《诊要经终篇》以六气应五脏而终于六经，《四时刺逆从论》以六经应四时而终于五脏，《诊要篇》以经脉之生于五脏而外合于六经，《四时刺逆从论》以经脉本于六气而外连于五脏，何也？

岐伯曰：人身之脉气，上通天，下合地，未可一言尽也，故彼此错言之耳。天老曰：章句同而意旨异，不善读之，吾恐执而不通也。岐伯曰：医统天地人以立论，不知天，何知地，不知地，何知人，脉气循于皮肉筋骨之间，内合五行，外合六气，安得一言而尽乎，不得不分之以归于一也。

天老曰：请问归一之旨。岐伯曰：五时之合五脏也，即六气之合五脏也；六气之应六经也，即五时之应六经也。知其同，何难知异哉。天老曰：善。

陈士铎曰： 何尝异，何必求同，何尝同，不妨言异，人惟善求之可耳。

译文

天老问道："五脏对应五时，六经对应六气，但在《诊要经终篇》中，六气与五脏相应，最终归于六经；而在《四时刺逆从论》中，六经与四时相应，最终归于五脏。在《诊要篇》中，经脉从五脏生发，外合六经；而在《四时刺逆从论》中，经脉源自六气，外连五脏。这是为什么呢？"

岐伯回答："人体的脉气，上通天，下合地，其运转与天地相应，无法用简单的一句话来解释。因此，古人从不同角度对此进行了表述。"天老说："看似章句相同，但意旨有所不同。若不善于理解，恐怕会死守表面，无法通达。"岐伯解释道：

“医学立论的基础是天、地、人三者的统一。如果不懂天之理，如何能明白地之理？不明白地之理，又怎么能理解人之理？脉气在皮、肉、筋、骨之间流转，内与五行相合，外与六气相应。如何能用一句话说完？因此，必须通过分门别类的方式，最终归于一体。”

天老继续问：“那么请问归一的道理是什么呢？”岐伯回答：“五时与五脏的对应关系，实际上就是六气与五脏的对应关系。六气与六经的对应关系，也就是五时与六经的对应关系。既然能够理解它们的相同之处，理解它们的不同之处又有何难呢？”天老赞同道：“说得很好。”

陈士铎评述：事实上并无真正的不同，何必刻意追求一致；既无绝对的相同，也不妨言其差异，关键在于善于探求和理解。

—— 司天在泉分合篇 ——

天老问曰：司天在泉，二气相合，主岁何分？岐伯曰：岁半以上，天气主之，岁半以下，地气主之。天老曰：司天之气主上半岁乎？在泉之气主下半岁乎？岐伯曰：然。天老曰：司天之气何以主上半岁也？岐伯曰：春夏者，天之阴阳也，阳生阴长，天之气也，故上半岁主之。天老曰：在泉之气何以主下半岁也？岐伯曰：秋冬者，地之阴阳也，阴杀阳藏，地之气也，故下半岁主之。

天老曰：一岁之中，天地之气截然分乎？岐伯曰：天地之气，无日不交。司天之气始于地之左，在泉之气奉乎天之右，一岁之中，互相感召，虽分而实不分也。天老曰：然则司天在泉何必分之乎？岐伯曰：不分言之，则阴阳不明，奚以得阴中有阳，阳中有阴之义乎。司天之气始于地而终于天，在泉之气始于天而终于地，天地升降环转不息，实有如此，所以可合而亦可分之也。

天老曰：司天之气何以始于地？在泉之气何以始于天乎？岐伯曰：司天之气始于地之左，地中有天也；在泉之气始于天之右，天中有地也。

天老曰：善。

陈士铎曰：司天在泉，合天地以论之，才是善言天地者。

译文

天老问道："司天和在泉，两者相合，如何划分一年中的主气呢？"岐伯答道："一年中，前半年的气象由天气主导，后半年的气象由地气主导。"天老接着问："司天之气主导上半年，在泉之气主导下半年吗？"岐伯回答："是的。"天老继续问："为什么司天之气主导上半年呢？"岐伯解释："春夏季节是天的阴阳变化，阳气生发，阴气增长，属于天的气，因此上半年由司天之气主导。"天老又问："为什么在泉之气主导下半年呢？"岐伯答："秋冬季节是地的阴阳变化，阴气肃杀，阳气潜藏，属于地的气，所以下半年由在泉之气主导。"

天老接着问："一年之中，天地之气是截然分开的么？"岐伯解释道："天地之气每日都在相互交感。司天之气从地的左侧开始，在泉之气从天的右侧奉行。一年之中，它们彼此感应，虽然分开主导时令，实际上并未完全分离。"天老问："既然如此，为什么还要把司天和在泉分开呢？"岐伯解释："如果不加以区分，就无法明确阴阳的变化，如何理解'阴中有阳，阳中有阴'的道理呢？司天之气起于地，终于天；在泉之气起于天，终于地。天地之间升降往复，环转不息，既可合论，亦可分论。"

天老继续问："为什么说司天之气起于地，而在泉之气起于天呢？"岐伯解释："司天之气从地的左侧开始，因为地中有天的存在；在泉之气从天的右侧开始，因为天中也有地的气息。"天老赞叹道："真是妙解！"

陈士铎评述：司天与在泉的理论，结合天地之理而论，确实是掌握天地之道的精妙之言。

——从化篇——

天老问曰：燥从热发，风从燥起，埃从风生，雨从湿注，热从寒来，其故何欤？岐伯曰：五行各有胜，亦各有制也。制之太过，则受制者应之，反从其化也。所以热之极者，燥必随之，此金之从火也。燥之极者，风必随之，此木之从金也。风之极者，尘霾随之，此土之从木也。湿蒸之极者，霖雨随之，此水之从土也。阴寒之极者，雷电随之，此火之从水也。乃承制相从之理，何足异乎。

天老曰：何道而使之不从乎？岐伯曰：从火者润其金乎，从金者抒其木乎，从木者培其土乎，从土者导其水乎，从水者助其火乎，毋不足，毋有余，得其平而不从矣。

天老曰：润其金而金仍从火，抒其木而木仍从金，培其土而土仍从木，导其水而水仍从土，助其火而火仍从水，奈何？岐伯曰：此阴阳之已变，水火之已漓，非药石针灸之可疗也。

陈士铎曰：言浅而论深。

译文

天老问岐伯说："燥气是由热气产生的，风是由燥气引起的，尘埃是由风带来的，雨是由湿气降下的，热是由寒转化来的，是什么原因呢？"岐伯回答说："五行中的每一行都有它克制的，也有克制它的。如果克制得太过，那么被克制的一方就会反过来，从属于克制它的那一方，这就是所谓的反从其化。所以当热气达到极点时，燥气必定随之而来，这是金从属于火的现象。当燥气达到极点时，风必定随之而来，这是木从属于金的现象。当风达到极点时，尘埃和雾霾必定随之而来，这是土从属于木的现象。当湿气蒸腾到极点时，大雨必定随之而来，这是水从属于土的现象。当阴寒达到极点时，雷电必定随之而来，这是火从属于水的现象。这些都是五行相生相克、相互制约的道理，没有什么奇怪的。"

天老问："有什么办法可以不让它们相互转化呢？"岐伯说："对于从属于火的，要滋润它的金；对于从属于金的，要舒展它的木；对于从属于木的，要培养它的土；对于从属于土的，要引导它的水；对于从属于水的，要助长它的火。不要让它不足，也不要让它有余，达到平衡就不会相互转化了。"

天老说："即使滋润了金，金仍然从属于火；舒展了木，木仍然从属于金；培养了土，土仍然从属于木；引导了水，水仍然从属于土；助长了火，火仍然从属于水，这该怎么办呢？"岐伯说："这是因为阴阳已经发生了变化，水火已经混乱，不是药物、砭石、针灸所能治疗的了。"

陈士铎评述：这篇虽话语简单，但论述深刻。

—— 冬夏火热篇 ——

胡孔甲问于岐伯曰：冬令严冷凛冽之气逼人肌肤，人宜畏寒，反生热症，何也？岐伯曰：外寒则内益热也。胡孔甲曰：外寒内热，人宜同病，何故独热？岐伯曰：肾中水虚，不能制火，因外寒相激而火发也。人生无脏非火，无腑非火也，无不藉肾水相养，肾水盛则火藏，肾水涸则火动。内无水养，则内热已极，又得外寒束之，则火之郁气一发多不可救。胡孔甲曰：火必有所助而后盛，火发于外，外无火助，宜火之少衰，乃热病发于夏转轻，发于冬反重何也？岐伯曰：此正显火郁之气也。暑日气散而火难居，冬日气藏而火难泄。难泄而泄之，则郁怒之气所以难犯而转重也。胡孔甲曰：可以治夏者治冬乎？岐伯曰：辨其火热之真假耳，毋论冬夏也。胡孔甲曰：善。

陈士铎曰：治郁无他治之法，人亦治郁而已矣。

译文

胡孔甲向岐伯请教道："冬天寒冷，冷气逼人肌肤，按理人们应感到畏寒，为什么反而出现热症呢？"岐伯回答："这是因为外部的寒冷使体内的热气加剧。"胡孔甲又问："外部寒冷，内部应当也同样感到寒冷，为什么只有体内的热气表现出来呢？"岐伯解释说："这是由于肾中的水气不足，无法抑制体内的火气。外界的寒冷刺激了体内的火气，导致火气上升。人的五脏六腑都有火性，而所有的火性都依赖于肾水的滋养。肾水充足时，火气会被控制住；肾水不足时，火气就会开始躁动。体内缺乏水的滋养，内热便会达到极致，再加上外寒的束缚，火气郁结，一旦爆发出来，往往难以挽救。"胡孔甲接着问："火气必然要有外界的助力才能旺盛。火气从内部发出，而外界没有火气的助力，火气应该减弱才对。为什么热病在夏天较轻，而在冬天却更严重呢？"岐伯回答："这是因为火气郁结的表现。夏天的热气外散，火气不容易滞留；而冬天寒冷，气机闭藏，火气不易散发。一旦郁结的火气爆发，便会更加严重。"胡孔甲又问："可以用治疗夏天热病的方法来治疗冬天的热病吗？"岐伯回答："关键在于辨别火气的真假，不必拘泥于是冬是夏。"胡孔甲赞叹道："说得好！"

陈士铎评述：治疗郁结的火气没有其他方法，治愈郁结之气即可。

暑火二气篇

祝融问于岐伯曰：暑与火皆热症也，何六气分为二乎？岐伯曰：暑病成于夏，火病四时皆有，故分为二也。祝融问曰：火病虽四时有之，然多成于夏，热蕴于夏而发于四时，宜暑包之矣。岐伯曰：火不止成于夏，四时可成也，火宜藏，不宜发。火发于夏日者，火以引火也。其在四时，虽无火之可发，而火蕴结于脏腑之中，每能自发，其酷烈之势较外火引之者更横，安可谈暑而不谈火乎。祝融曰：火不可发也，发则多不可救，与暑热之相犯有异乎？岐伯曰：暑与火热同而实异也，惟其不同，故夏日之火，不可与春秋冬之火共论。惟其各异，即夏日之暑不可与夏日之火并举也。盖火病乃脏腑自生之热，非夏令暑热所成之火，故火症生于夏，仍是火症，不可谓火是暑，暑即是火也。祝融曰：暑火非一也，分二气宜矣。

陈士铎曰：暑与火不可并论，独吐至理。

译文

祝融向岐伯询问道："暑病和火病都是热症，为什么将六气分为两种呢？"岐伯答道："暑病主要发生在夏季，而火病则四季皆有，因此分为两种。"祝融继续问道："火病虽然四季都有，但大多数发生在夏季，热气在夏天积聚，然后在其他季节发作，应该归类为暑病吧。"岐伯解释说："火病并不仅限于夏季，各个季节都可能发生。火气应该藏而不宜发，夏天火气发作是因为夏日火气旺盛。在其他季节，虽然看不到显著的火焰，但体内的火气可能在脏腑之间积聚，并且时常自行发作，其病情更为严重。因此，我们不能只讨论暑病而不考虑火病。"祝融说："火气一旦发作，多数情况下难以治愈。那么，暑热与火病是否有区别呢？"岐伯回答："暑病和火病虽然同属热症，实质上则是不同的。正因为它们的不同，所以夏天的火病不应与春秋冬的火病混为一谈。它们各有特点，因此夏季的暑热不能简单地与夏季的火病并列。火病是脏腑自身产生的热气，不是由夏季的暑热引起的。因此，夏天发生的火病，仍然是火病，不能说火就是暑，暑就是火。"祝融说："暑热和火病确实有所不同，分为两种热气是合理的。"

陈士铎评述：暑病与火病不可混为一谈，这一点阐释得很到位。

—— 阴阳上下篇 ——

常伯问于岐伯曰：阳在上，阴在下，阳气亦下行乎？岐伯曰：阴阳之气上下相同，阳之气未尝不行于下也。常伯曰：寒厥到膝不到颠，头痛到颠不到膝，非阴气在下，阳气在上之明验乎？岐伯曰：阴气生于阳，阳气生于阴，盖上下相通，无彼此之离也。阳气从阴出于经脉之外，阴气从阳入于经脉之中，始得气血贯通，而五脏七腑无不周遍也。寒厥到膝，阳不能达也，非阳气专在上而不在下也。头痛到颠，阴不能降也，非阴气专在下而不在上也。天地不外阴阳，天地之阴阳不交，则寒暑往来，收藏生长咸无准实，人何独异哉。

陈士铎曰：阳宜达，阴宜降也，二者相反，则达者不达，降者不降矣。论理阳之达有降之势，阴之降有达之机，总贵阴阳之不可反也。

译文

常伯向岐伯请教：“阳气在上，阴气在下，那么阳气也会向下运行吗？”岐伯答道：“阴阳之气是上下相同的，阳气并不是只停留在上面，它也运行到下面。”常伯又问：“寒厥只能到膝部，却不会到头顶；而头痛能到头顶，但不会到膝部，这不是明证了阴气在下、阳气在上的说法吗？”岐伯解释道：“阴气来源于阳气，阳气也来源于阴气。阴阳之间是相通的，并没有绝对的分离。阳气通过阴气的帮助流到经脉之外，阴气借助阳气运行于经脉之中，这样气血才能贯通，五脏七腑才能遍布全身。寒厥到膝是因为阳气不能达到，而不是阳气只在上而不在下。头痛到头顶是因为阴气不能下降，而不是阴气只在下而不在上。天地之间不外乎阴阳，天地的阴阳如果不相交，那么寒暑的往来、万物的收藏和生长都会失去规律。人与天地何其相似呀？”

陈士铎评述：阳气应当向上升发，阴气应当向下降沉。如果这两者颠倒，升发的就不能升发，下降的也不能下降。因此，阳气的升发中包含下降的潜力，阴气的下降中包含升发的契机，最关键的是阴阳不可颠倒。

营卫交重篇

雷公问曰：阳气出于卫气，阴气出于营气。阴主死，阳主生。阳气重于阴气，宜卫气重于营气矣。岐伯曰：营卫交重也。雷公曰：请问交重之旨。岐伯曰：宗气积于上焦，营气出于中焦，卫气出于下焦。盖有天，有阳气，有阴气，人禀天地之二气，亦有阴阳。卫气即阳也，由下焦至中焦，以升于上焦，从阴出阳也。营气即阴也，由中焦至上焦，以降于下焦，从阳入阴也。二气并重，交相上下，交相出入，交相升降，而后能生气于无穷也。雷公曰：阴阳不可离，予既已知之矣，但阴气难升者谓何？岐伯曰：阴气精专，必随宗气以同行于经隧之中，始于手太阴肺经太渊穴，而行于手阳明大肠经，足阳明胃经，足太阴脾经，手少阴心经，手太阳小阳经，足太阳膀胱经，足少阴肾经，手厥阴心包经，手少阳三焦经，足少阳胆经，足厥阴肝经，而又始于手太阴肺经。盖阴在内，不在外。阴主守内，不主卫外。纡折而若难升，实无咎之不升也。故营卫二气，人身并重，未可重卫轻营也。雷公曰：善。

陈士铎曰： 营卫原并重也，世重卫而轻营者，不知营卫也。

译文

雷公问道：“阳气来源于卫气，阴气来源于营气。阴主死亡，阳主生长。既然阳气重于阴气，那么卫气应该比营气更重要吧。”岐伯答道：“营气和卫气同样重要，它们是相互交替并重的。”雷公继续问：“请您详细解释一下‘交重’的意思。”岐伯解释道：“宗气积聚在上焦，营气来源于中焦，卫气则来源于下焦。天地之间有阳气和阴气，人禀受天地之二气，因此体内也有阴阳。卫气代表阳气，它从下焦升起，经过中焦到达上焦，这就是‘从阴出阳’的过程。而营气代表阴气，它从中焦下降到下焦，这就是‘从阳入阴’。营气和卫气同样重要，它们交替运行，循环升降，相互出入，这样才能产生无穷的生命力。”雷公又问：“我知道阴阳不可分离，但为什么阴气不容易升起呢？”岐伯回答：“阴气非常精微，必须依附宗气才能在经脉中运行。它起始于手太阴肺经的太渊穴，然后依次流经手阳明大肠经、足阳明胃经、足太阴脾经、手少阴心经、手太阳小阳经、足太阳膀胱经、足少阴肾经、手厥阴心包经、手少阳三焦经、足少阳胆经、足厥阴肝经，最后又回到手太阴肺经。阴气主要在体内运行，守护内在，而不负责外在的防御。虽然它运行缓慢，实际上无时无刻不在升降。因此，营气和卫气在人身上是同等重要的，不能认为卫气比营气更重要。”雷公赞叹道：“说得好。”

陈士铎评述： 营气和卫气本来就是同样重要的，但世人往往重视卫气而轻视营气，这实在是对营卫二气的误解。

—— 五脏互根篇 ——

雷公问于岐伯曰：阳中有阴，阴中有阳，余既知之矣，然论阴阳之变迁也，未知阴中有阳，阳中有阴，亦有定位乎？岐伯曰：阴阳互相根也，原无定位，然求其位亦有定也。肺开窍于鼻，心开窍于舌，脾开窍于口，肝开窍于目，肾开窍于耳，厥阴与督脉会于巅，此阳中有阴，阴居阳位也。肝与胆为表里，心与小肠为表里，肾与膀胱为表里，脾与胃为表里，肺与大肠为表里，包络与三焦为表里，此阴中有阳，阳居阴位也。雷公曰：请言互根之位。岐伯曰：耳属肾而听声，声属金，是耳中有肺之阴也。鼻属肺而闻臭，臭属火，是鼻中有心之阴也。舌属心而知肺味，味属土，是舌中有脾之阴也。目有五轮，通贯五脏，脑属肾，各会诸体，是耳与脑有五脏之阴也。大肠俞在脊十六椎旁，胃俞在脊十二椎旁，小肠俞在背第十八椎，胆俞在脊十椎旁，膀胱俞在中膂第二十椎，三焦俞在肾俞之上，脊第十三椎之旁，包络无俞，寄于膈俞，在上七椎之旁，是七腑阳中有阴之位也。惟各有位，故其根生生不息也，否则虚器耳，何根之有哉。雷公曰：善。

陈士铎曰： 阴中有阳，阳中有阴，无位而有位者，以阴阳之有根也。

译文

雷公向岐伯请教：“我已经知道阴中有阳，阳中有阴的道理了。然而，阴阳之间的变迁是否有固定的位置呢？”岐伯答道：“阴阳是互为根基的，原本并没有固定的位置。但若要追求其位置，实际上也是有的。比如，肺开窍于鼻，心开窍于舌，脾开窍于口，肝开窍于目，肾开窍于耳，厥阴与督脉会合于头顶，这就是阳中有阴的表现，阴气居于阳气之位。肝与胆互为表里，心与小肠互为表里，肾与膀胱互为表里，脾与胃互为表里，肺与大肠互为表里，包络与三焦互为表里，这就是阴中有阳的表现，阳气居于阴气之位。”雷公又问：“请进一步讲解阴阳互为根基的具体位置。”岐伯解释说：“耳属肾而听声音，声音属金，这是耳中有肺的阴气。鼻属肺而闻气味，气味属火，这是鼻中有心的阴气。舌属心而辨别味道，味道属土，这是舌中有脾的阴气。眼睛内有五轮，与五脏相通，脑属肾，各个脏器都会与身体部位相互关联，因此耳朵和大脑中包含着五脏的阴气。大肠俞在脊柱第十六椎旁，胃俞在第十二椎旁，小肠俞在第十八椎旁，胆俞在第十椎旁，膀胱俞在第二十椎旁，三焦俞在第十三椎旁，包络没有专门的俞穴，寄居于膈俞穴旁。这些都是七腑中阳气藏有阴气的位置。正因为它们各有其位置，根基才得以生生不息。否则，就如同空虚的器具，何来阴阳的根基呢？”雷公赞叹道：“说得好。”

陈士铎评述：阴中有阳，阳中有阴，虽无固定位置，却因阴阳有根基而存在。

—— 八风固本篇 ——

雷公问于岐伯曰：八风出于天乎？出于地乎？抑出于人乎？岐伯曰：八风出于天地人身之五风，合而成病，人无五风，天地之风不能犯也。雷公曰：请问八风之分天地也。岐伯曰：八风者，春夏秋冬东西南北之风也。春夏秋冬之风，时令之风也，属于天。东西南北之风，方隅之风也，属于地。然而地得天之气，风乃长，天得地之气，风乃大，是八风属于天地，可分而不可分也。雷公曰：人之五风，何以合天地乎？岐伯曰：五风者，心肝脾肺肾之风也，五脏虚而风生矣。以内风召外风，天地之风始翕然相合。五脏不虚，内既无风，外风何能入乎？雷公曰：风既入矣，祛外风乎？抑消内风乎？岐伯曰：风由内召，不治内将何治乎。雷公曰：治内风而外风不散奈何？岐伯曰：内风不治，外风益入，安得散乎？治脏固其本，治风卫其标，善治八风者也。雷公曰：何言之善乎！请志之传示来者。

陈士铎曰：小风之来，皆外感也。外感因于内招，故单治内不可也，单治外亦不可也，要在分之中宜合，合之中宜分也。

译文

雷公向岐伯请教："八风来自天吗？来自地吗？还是来自人呢？"岐伯答道："八风来自天地，而人的五风则会合而成病。若人体内没有五风，天地的风就无法侵害人。"雷公继续问："请问八风是如何在天地之间区分的？"岐伯解释："八风包括春夏秋冬的季节之风和东西南北的方向之风。春夏秋冬的风是季节之风，属于天；东西南北的风是方位之风，属于地。然而，地依赖天的气息，风才会生长；天得到地的气息，风才会壮大。因此，八风属于天地，虽然可以区分，实际上却是不可分割的。"雷公接着问："那么人的五风是如何与天地的八风相合的呢？"岐伯解释道："五风指的是心、肝、脾、肺、肾五脏的内风。当五脏虚弱时，内风便产生。内风会引发外风，天地的风因此与人体的内风相合。如果五脏不虚，体内没有内风，外风又怎能侵入人体呢？"雷公又问："如果风已经进入人体，是应该驱散外风，还是消除内风呢？"岐伯回答："风是由内风引发的，不先治内风，怎能治外风呢？"雷公追问："如果只治内风，外风仍然不散怎么办？"岐伯答道："如果不先治内风，外风会越发入侵，又如何能散去呢？应当通过调理脏腑来固本，通过驱风来解除表象。善于治疗八风的人，一定知道将治本与治标相结合。"雷公赞叹道："真是一番高明的言论！请将此记录下来，传示后人。"

陈士铎评述： 小风的入侵，皆是外感之病。然而外感是因内风引发的，因此单独治疗内风或外风都是不可取的。治疗之道在于分中求合，合中求分。

八　卷

八风命名篇

少俞问岐伯曰：八风分春夏秋冬东西南北乎？岐伯曰：然。少俞曰：东西南北不止四风，合之四时，则八风不足以概之也。岐伯曰：风不止八，而八风实足概之。少俞曰：何谓也？岐伯曰：风从东方来，得春气也；风从东南来，得春气而兼夏气矣；风从南方来，得夏气也；风从西南来，得夏气而兼秋气矣；风从西方来，得秋气也；风从西北来，得秋气而兼冬气矣；风从北方来，得冬气也；风从东北来；得冬气而兼春气矣，此方隅时令合而成八也。少俞曰：八风有名乎？岐伯曰：东风名和风也，东南风名熏风也，南风名热风也，西南风名温风也，西风名商风也，西北风名凉风也，北风名寒风也，东北风名阴风也，又方隅时令合而名之也。少俞曰：其应病何如乎？岐伯曰：和风伤在肝也，外病在筋；熏风伤在胃也，外病在肌；热风伤在心也，外病在脉；温风伤在脾也，外病在腹；商风伤在肺也，外病在皮；凉风伤在膀胱也，外病在营卫；寒风伤在肾也，外病在骨；阴风伤在大肠也，外病在胸胁。此方隅时令与脏腑相合而相感也。然而脏腑内虚，八风因得而中之，邪之所凑，其气必虚，非空言也。少俞曰：人有脏腑不虚而八风中之者，又是何谓？岐伯曰：此暴风猝中，不治而自愈也。

陈士铎曰：八风之来，皆外感也。外感因于内召，故治内而外邪自散，若外自病者，不必治之。

译文

少俞向岐伯问道："八风是按照春夏秋冬及东西南北来划分的吗？"岐伯回答：

“是的。”少俞接着问：“东西南北不止四风，与四时配合后，是不是不足以概括所有的风呢？”岐伯解释道：“风的种类确实不止八种，但用八风已经足够概括了。”少俞又问：“这是什么意思呢？”岐伯解释说：“风从东方吹来，带有春天的气息。风从东南方向吹来，带有春天的气息并且兼有夏天的气息。风从南方吹来，带有夏天的气息。风从西南方向吹来，带有夏天的气息并且兼有秋天的气息。风从西方吹来，带有秋天的气息。风从西北方向吹来，带有秋天的气息并且兼有冬天的气息。风从北方吹来，带有冬天的气息。风从东北方向吹来，带有冬天的气息并且兼有春天的气息。这些风的方向和时令的结合，共同构成了八风。”少俞又问：“这八风各有名称吗？”岐伯答道：“有的。东风叫‘和风’，东南风叫‘熏风’，南风叫‘热风’，西南风叫‘温风’，西风叫‘商风’，西北风叫‘凉风’，北风叫‘寒风’，东北风叫‘阴风’。这些名称是根据风的方向和时令来命名的。”少俞再问：“这些风对人体有怎样的影响呢？”岐伯答道：“和风会损伤肝脏，表现在筋络上。熏风会损伤胃，表现在肌肉上。热风会损伤心脏，表现在脉象上。温风会损伤脾脏，表现在腹部。商风会损伤肺，表现在皮肤上。凉风会损伤膀胱，表现在营卫气上。寒风会损伤肾脏，表现在骨骼上。阴风会损伤大肠，表现在胸胁部位。风的方向、时令和人体脏腑相互对应并产生感应。若是人体的脏腑虚弱，八风就会乘虚而入，导致疾病。所谓‘邪气入侵，必定因为气虚’，这并非空谈。”少俞又问：“如果人体的脏腑不虚弱，却仍然被八风侵袭，这是怎么回事呢？”岐伯解释：“这是由于暴风突然侵袭，一般不治疗也会自愈。”

陈士铎评述：八风的侵袭皆属于外感病症，而外感的产生是因为内在的虚弱。因此，从内在进行调理，外邪自然会消散。如果是由外感引起的疾病，则不必治疗。

—— 太乙篇 ——

风后问于岐伯曰：八风可以占疾病之吉凶乎？岐伯曰：天人一理也，可预占以断之。风后曰：占之不验何也？岐伯曰：有验有不验者，人事之不同耳，天未尝不可占也。风后曰：请悉言之。岐伯曰：八风休咎，无日无时不可占也。如风从东方来，寅卯辰时则顺，否则逆矣，逆则病。风从北方来，申酉戌时则顺，否则逆矣，逆则病。风从南方来，巳午未时则顺，否则逆矣，逆则病。风从北方来，亥子丑时则顺，否则逆矣，逆则病。风后曰：予闻古之占风也，多以太乙之日为主。天师曰：无日无时不可占也，恐不可为训乎？岐伯曰：占风以太乙日，决病所以验不验也。风后曰：舍太乙以占吉凶，恐不验更多耳。岐伯曰：公何以信太乙之深也。风后曰：太乙移日，天必应之风雨，风雨和则民安而病少，风雨暴则民劳而病多。太乙在冬至日有变，占在君；太乙在春分日有变，占在相；太乙在中宫日有变，占在相吏；太乙在秋分日有变，占在将；太乙在夏至日有变，占在民。所谓有变者，太乙居五宫之日，得非常之风也。各以其所主占之，生吉克凶，多不爽也。岐伯曰：请言风雨之暴。风后曰：暴风南方来，其伤人也，内舍于心，外在脉，其气主热。暴风西南方来，其伤人也，内舍于脾，外在肌，其气主弱。暴风西方来，其伤人也，内舍于肺，外在皮肤，其气主燥。暴风西北方来，其伤人也，内舍于小肠，外在手太阳脉，脉绝则溢，脉闭则结不通，善暴死，其气主清。暴风从北方来，其伤人也，内舍于肾，外在骨与肩背之膂筋，其气主寒。暴风东北方来，其伤人也，内舍于大肠，外在两胁腋骨下及肢节，其气主温。暴风东方来，其伤人也，内舍于肝，外在筋纽，其气主湿。暴风东南方来，其伤人也，内舍于胃，外在肌肉，其气主重着。言风而雨概之矣。岐伯曰：人见风辄病者，岂皆太乙之移日乎？执太乙以占风，执八风以治病，是泥于论风也。夫百病皆始于风，人之气血虚馁，风乘虚辄入矣，何待太乙居宫哉。

陈士铎曰：人病全不在大乙，说得澹而有味。

译文

风后向岐伯请教："可以通过八风预测疾病的吉凶吗？"岐伯回答："天人是一体的，可以通过八风来预测并判断疾病的吉凶。"风后问道："预测不准确，又是为什么呢？"岐伯解释说："有时准确，有时不准确，这主要是由于人事的不同，而不是天道不可预测。"风后继续问："请您详细解释。"岐伯答道："八风的吉凶，可以在任何日子、任何时刻来占卜。比如风从东方吹来，在寅、卯、辰时为顺，顺则吉，否则则为逆，逆则生病。风从北方来，在申、酉、戌时为顺，顺则吉，否则则为逆，逆则生病。风从南方来，在巳、午、未时为顺，否则则为逆，逆则生病。风从北方来，在亥、子、丑时则为顺，顺则吉，否则则为逆，逆则生病。"风后又说："我听说古人占风时，多以太乙之日为主。您说任何时日都可以占风，这恐怕不可靠吧？"

岐伯答道："占风以太乙日来决定疾病的吉凶，确实是能否准确的原因之一。"风后说："若是舍弃太乙而占吉凶，恐怕不准的情况会更多吧？"岐伯答道："您为何如此相信太乙的深奥呢？"风后答道："太乙星辰的移动，天必然会以风雨相应。若风雨调和，百姓就安康，疾病也少；若风雨暴烈，百姓就劳累，疾病也多。太乙在冬至日有变化，影响的是君主；太乙在春分日有变化，影响的是宰相；太乙在中央天宫有变化，影响的是相吏；太乙在秋分日有变化，影响的是将领；太乙在夏至日有变化，影响的是百姓。所谓变化，就是太乙居于五宫之日，出现了异常的风，这便是预测吉凶的依据，通常不会出错。"岐伯问："请详细说说风雨暴烈时的影响。"风后答道："暴风从南方吹来，伤害人时，内藏于心脏，外显于脉象，其气多属热。暴风从西南方来，内伤脾脏，外显于肌肉，其气多属虚弱。暴风从西方来，内伤肺脏，外显于皮肤，其气多属燥。暴风从西北方来，内伤小肠，外显于手太阳经，脉绝则气溢，脉闭则不通，容易猝死，其气主清冷。暴风从北方来，内伤肾脏，外显于骨骼和肩背的肌肉筋膜，其气主寒。暴风从东北方来，内伤大肠，外显于两胁及肢节，其气多属温。暴风从东方来，内伤肝脏，外显于筋络，其气多属湿。暴风从东南方来，内伤胃脏，外显于肌肉，其气多属沉重。风雨的影响往往是相互关联的。"岐伯又问："若有人因风而生病，难道都是因为太乙的星象变动吗？若只依赖太乙来占风，或者依靠八风来治病，难免会拘泥于风的理论。其实，百病皆因风而起。当人体气血虚弱时，风会乘虚而入，何必一定要等到太乙星位变化呢？"

陈士铎评述： 人体发病的根源并不全在于太乙，虽然讲得淡然，其中却有深意。

—— 亲阳亲阴篇 ——

风后问于岐伯曰：风与寒异乎？岐伯曰：异也。曰：何异乎？岐伯曰：风者，八风也；寒者，寒气也。虽风未有不寒者，要之风各异也。风后曰：风与寒有异，入人脏腑，亦有异乎？岐伯曰：风入风府，寒不入风府也。风后曰：其义何居？岐伯曰：风，阳邪；寒，阴邪。阳邪主降，阴邪主升。主降者，由风府之穴而入，自上而下也；主升者，不由风府，由脐之穴而入，自下而上也。风后曰：阴邪不从风府入，从何穴而入乎？岐伯曰：风府之穴，阳经之穴也；脐之穴，阴经之穴也。阳邪从阳而入，故风入风门也；阴邪从阴而入，故寒入脐也。阳亲阳，阴亲阴，此天地自然之道也。风后曰：风穴招风，寒穴招寒。风门，风穴也，宜风之入矣。脐非寒穴也，何寒从脐入乎？岐伯曰：脐非寒穴，通于命门，命门火旺则寒不能入，命门火衰则腹内阴寒，脐有不寒者乎？阴寒之邪遂乘虚寒之隙，夺脐而入矣，奚论寒穴哉。风后曰：善。

陈士铎曰：阳邪入风府，阴邪入脐，各有道路也。

译文

风后向岐伯请教："风和寒有什么区别吗？"岐伯回答："有区别。"风后问："有什么不同呢？"岐伯解释道："风是八风，寒是寒气，虽然风往往伴随寒冷，但每种风都有不同的特性。"风后继续问："既然风与寒不同，那么它们进入人体脏腑的方式是否也不同？"岐伯答道："风可以进入风府穴，而寒不能。"风后问："为什么会这样？"岐伯解释说："风是阳邪，寒是阴邪。阳邪主下降，阴邪主上升。阳邪通过风府穴进入人体，从上往下渗透；而阴邪不通过风府穴，它从脐穴进入人体，由下往上侵袭。"风后又问："阴邪既然不从风府穴进入，那是从哪里进入的呢？"岐伯答道："风府是阳经的穴位，而脐是阴经的穴位。阳邪通过阳经进入体内，所以风从风门进入；阴邪通过阴经进入体内，所以寒从脐进入。阳亲阳，阴亲阴，这是天地的自然之道。"风后进一步追问："既然风穴招风，寒穴招寒，风府是风穴，自然适合风的进入，但脐并不是寒穴，为什么寒气会从脐进入呢？"岐伯解释道："虽然脐不是寒穴，但它与命门相通。命门之火旺盛时，寒气无法入侵；如果命门之火衰弱，腹中阴寒，脐便容易受寒。阴寒之邪趁着身体虚弱，通过脐进入体内，哪里还需要论述寒穴呢？"风后说道："您解释得非常好。"

陈士铎评述：阳邪通过风府进入人体，阴邪通过脐穴侵袭人体，有各自的通道。

—— 异传篇 ——

雷公问曰：各脏腑之病皆有死期，有一日即死者，有二三日死者，有四五日死者，有五六日至十余日死者，可晰言之乎？岐伯曰：病有传经不传经之异，故死有先后也。雷公曰：请问传经。岐伯曰：邪自外来，内入脏腑，必传经也。雷公曰：请问不传经。岐伯曰：正气虚自病，则不传经也。雷公曰：移寒移热，即传经之谓乎？岐伯曰：移即传之义，然移缓传急。雷公曰：何谓乎？岐伯曰：移者，脏腑自移；传者，邪不欲在此腑而传之彼脏也。故移之势缓而凶，传之势急而暴，其能杀人则一也。雷公曰：其传经杀人若何？岐伯曰：邪入于心一日死，邪入于肺，三日传于肝，四日传于脾，五日传于胃，十日死。邪入于肝，三日传于脾，五日传于胃，十日传于肾，又三日邪散而愈，否则死。邪入于脾，一日传于胃，二日传于肾，三日传于膀胱，十四日邪散而愈，否则死。邪入于胃，五日传于肾，八日传于膀胱，又五日传于小肠，又二日传于心则死。邪入于肾，三日传于膀胱，又三日传于小肠，又三日传于心则死。邪入于膀胱，五日传于肾，又一日传于小肠，又一日传于心则死。邪入于胆，五日传于肺，又五日传于肾，又五日传于心则死。邪入于三焦、一日传于肝，三日传于心则死。邪入于胞络，一日传于胃，二日传于胆，三日传于脾，四日传于肾，五日传于肝，不愈则再传，再传不愈则死。邪入于小肠，一日传于膀胱，二日传于肾，三日传于包络，四日传于胃，五日传于脾，六日传于肺，七日传于肝，八日传于胆，九日传于三焦，十日传于大肠，十一日复传于肾，如此再传，不已则死。邪入于大肠，一日传于小肠，二日传于三焦，三日传于肺，四日传于脾，五日传于肝，六日传于肾，七日传于心则死。不传心，仍传小肠则生也。邪入于胆，往往不传，故无死期可定，然邪入于胆，往往如见鬼神，有三四日即死者，此热极自焚也。雷公曰：善。

陈士铎曰： 移缓传急，确有死期可定，最说得妙。

译文

雷公问道："各个脏腑的疾病都有死亡的期限，有的人一天就死了，有的人两三天死，有的人四五天死，有的人五六天甚至十余天才会死亡。可以详细解释一下吗？"岐伯答道："疾病有传经与不传经的区别，因此死亡的时间有先后之别。"雷公又问："请问什么是传经？"岐伯解释道："当邪气从外侵入人体，进入脏腑时，必然会通过经络传递。"雷公又问："什么是不传经？"岐伯答道："正气亏虚导致的疾病，则不会通过经络传递。"雷公继续问道："移寒移热是否就是所谓的传经呢？"岐伯回答："'移'确实与'传'有类似的意义，但移是缓慢的，而传则是迅速的。"雷公问："这是什么意思？"岐伯解释说："'移'是脏腑之间的自发性变化；'传'是邪气不愿停留在某个脏腑，而迅速传到另一个脏腑。因此，'移'的过程较为缓慢且凶险，'传'的过程则急促且暴烈，它们对人体的伤害程度是一样的，都会导致死亡。"雷公问："邪气传经如何导致死亡？"岐伯答道："邪气入侵心脏，一日内致死。邪气入侵肺部，三日传到肝脏，四日传到脾脏，五日传到胃部，十日内致死。邪气入侵肝脏，三日传到脾脏，五日传到胃，十日传到肾，若邪气散去则痊愈，否则必死。邪气入侵脾脏，一日传到胃，二日传到肾，三日传到膀胱，十四日后若邪气散去则痊愈，否则死亡。邪气入侵胃部，五日传到肾，八日传到膀胱，五日传到小肠，再二日传到心脏则死亡。邪气入侵肾，三日传到膀胱，三日传到小肠，三日传到心脏则死亡。邪气入侵膀胱，五日传到肾，一日传到小肠，再传到心脏则死亡。邪气入侵胆，五日传到肺，五日传到肾，再五日传到心脏则死亡。邪气入侵三焦，一日传到肝，三日传到心脏则死亡。邪气入侵胞络，一日传到胃，二日传到胆，三日传到脾，四日传到肾，五日传到肝，若邪气不散则再传，再传不愈则死亡。邪气入侵小肠，一日传到膀胱，二日传到肾，三日传到胞络，四日传到胃，五日传到脾，六日传到肺，七日传到肝，八日传到胆，九日传到三焦，十日传到大肠，十一日又传到肾，如此反复传递而不愈则必死。邪气入侵大肠，一日传到小肠，二日传到三焦，三日传到肺，四日传到脾，五日传到肝，六日传到肾，七日传到心脏则死亡。若不传到心脏而继续传到小肠，则可痊愈。邪气入侵胆时，往往不会传经，所以没有明确的死亡时间。然而，邪气入侵胆时，往往会出现如见鬼神的现象，有时三四日内就会死亡，这是因为热邪极盛，身体自焚所致。"雷公赞叹道："妙极！"

陈士铎评述：移缓传急的道理确实如此，疾病的死期可以推断，这是极为精妙的论述。

伤寒知变篇

雷公问曰：伤寒一日，巨阳受之，何以头项痛，腰脊强也？岐伯曰：巨阳者，足太阳也。其脉起于目内眦，上额交巅，入络脑，还出别下项，循肩髆内，挟脊抵腰中。寒邪必先入于足太阳之经，邪入足太阳，则太阳之经脉不通，为寒邪所据，故头项痛，腰脊强也。雷公曰：二日阳明受之，宜身热目疼鼻干不得卧矣。而头项痛，腰脊强，又何故欤？岐伯曰：此巨阳之余邪未散也。雷公曰：太阳之邪未散，宜不入阳明矣。岐伯曰：二日则阳明受之矣。因邪留恋太阳，未全入阳明，故头项尚痛，腰脊尚强，非二日阳明之邪全不受也。雷公曰：三日少阳受之，宜胸胁痛耳聋矣，邪宜出阳明矣。既不入少阳，而头项腰脊之痛与强，仍未除者，又何故欤？岐伯曰：此邪不欲传少阳，转回于太阳也。雷公曰：邪传少阳矣，宜传入于三阴之经，何以三日之后太阳之症仍未除也？岐伯曰：阳经善变，且太阳之邪与各经之邪不同，各经之邪循经而入，太阳之邪出入自如，有入有不尽入也。惟不尽入，故虽六七日而其症未除耳，甚至七日之后，犹然头项痛，腰脊强，此太阳之邪乃原留之邪，非从厥阴复出而传之足太阳也。雷公曰：四日太阴受之，腹满嗌干。五日少阴受之，口干舌燥，六日厥阴受之，烦满囊缩，亦有不尽验者，何也？岐伯曰：阴经不变，不变而变者，邪过盛也。雷公曰：然则三阳三阴之经皆善变也，变则不可以日数拘矣。岐伯曰：日数者，言其常也，公问者，言其变也，变而不失其常，则变则可生，否则死矣。雷公曰：两感于寒者变乎？岐伯曰：两感者，越经之传也，非变也。

陈士铎曰：伤寒之文，世人不知读此论，人能悟否。无奈治伤寒者，不能悟也。

译文

雷公问道："伤寒初起的第一天，病邪侵入足太阳经，为什么会引起头痛、项强和腰脊僵硬呢？"岐伯解释道："足太阳经，即巨阳经，它的脉络起于眼内眦，上行经过额头，交汇于头顶后进入脑部，再从脑部出来下行至项部，沿肩胛内侧两旁，挟脊柱下至腰部。当寒邪侵入足太阳经时，经络受阻，寒邪占据了经脉，所以患者会感到头痛、项强，腰脊僵硬。"雷公继续问道："第二天，病邪传入阳明经，应该出现身热、目痛、鼻干、不能入睡的症状。可是为什么头痛、项强、腰脊僵硬的症状还在呢？"岐伯答道："这是因为太阳经的邪气尚未完全散去。"雷公问："既然太阳经的邪气尚未散去，那邪气为何还能进入阳明经呢？"岐伯解释说："第二天时，阳明经确实受到了邪气的影响。但由于邪气在太阳经停留未散，尚未完全传入阳明经，所以患者还会感到头痛、项强和腰脊僵硬。"雷公接着问："第三天，病邪应该传入少阳经，产生胸胁痛、耳聋等症状。按理说，邪气应该从阳明经传出，为何未进入少阳经，而头痛、项强、腰脊僵硬的症状仍未消失呢？"岐伯解释道："这是因为邪气并不想传入少阳经，而是回到了太阳经。”雷公进一步问：“邪气传入少阳经后，应该顺着传入三阴经脉。为什么在第三天后，太阳经的症状仍然没有解除呢？”岐伯解释：“阳经的邪气变化多端，太阳经的邪气与其他经络的邪气不同。其他经络的邪气会按照经脉传递，而太阳经的邪气则出入自如，有时入，有时不完全进入。因此，即使过了六七天，症状仍未完全消失。有时甚至七天之后，患者依然会感到头痛、项强和腰脊僵硬，这并不是因为邪气从厥阴又传回足太阳，而是太阳经中的残余邪气。”雷公又问：“第四天病邪传入太阴经，患者应出现腹满、咽干的症状。第五天，邪气传入少阴经，患者出现口干舌燥的症状。第六天，邪气传入厥阴经，患者应感到烦躁、囊缩。但有时这些症状并不完全符合，为什么会这样？”岐伯答道：“阴经的邪气一般不会变化，但若邪气过盛，阴经也会发生变化。”雷公最后问：“既然三阳经和三阴经都容易发生变化，是否不能按照固定的天数来判断呢？”岐伯解释说：“固定天数是对常规的判断，而你问的是变化之道。若邪气变了而不失常规，患者就有生机；否则，便会危及生命。”雷公又问：“若患者同时感受两种寒邪的侵袭，这也是变化吗？”岐伯答道：“同时感受两种寒邪是经络跨越传导，不属于变化。”

陈士铎评述：关于伤寒的理论，世人往往难以理解。即使有人读懂此篇，但很多治疗伤寒的医者依旧难以领悟其中的奥妙。

—— 伤寒同异篇 ——

雷公问于岐伯曰：伤寒之病多矣，可悉言之乎？岐伯曰：伤寒有六，非冬伤于寒者，举不得谓伤寒也。雷公曰：请言其异。岐伯曰：有中风，有中暑，有中热，有中寒，有中湿，有中疫，其病皆与伤寒异。伤寒者，冬月感寒邪，入营卫，由腑而传于脏也。雷公曰：暑热之症感于夏，不感于三时，似非伤寒矣，风寒湿疫多感于冬日也，何以非伤寒乎？岐伯曰：百病皆起于风，四时之风，每直中于脏腑，非若传经之寒，由浅而深入也。寒之中人，自在严寒，不由营卫直入脏腑，是不从皮肤渐进，非传经之伤寒也。水王于冬，而冬日之湿反不深入，以冬令收藏也，他时则易感矣。疫来无方，四时均能中疫，而冬疫常少，二症俱不传经，皆非伤寒也。

雷公曰：寒热之不同也，何热病亦谓之伤寒乎？岐伯曰：寒感于冬，则寒必变热，热变于冬，则热即为寒。故三时之热病，不可谓寒。冬日之热病，不可谓热，是以三时之热病不传经，冬日之热病必传经也。雷公曰：热病传经，乃伤寒之类也，非正伤寒也。何天师著《素问》有热病传经之文，而伤寒反无之，何也？岐伯曰：类宜辨而正不必辨也，知类即知正矣。雷公曰：善。

陈士铎曰：伤寒必传经，断在严寒之时，非冬日伤寒，举不可谓伤寒也。辨得明，说得出。

译文

雷公向岐伯请教："伤寒的病症种类繁多，能否详细解释？"岐伯回答："伤寒分为六类，但不是所有寒冷时节引起的病症都可以称为伤寒。"雷公接着问："请问这六类有何不同？"岐伯解释道："伤寒包括中风、中暑、中热、中寒、中湿和中疫，它们的症状都异于伤寒。真正的伤寒，是在冬天感受寒邪，不是由营卫传至脏腑深处。"雷公说："暑热的症状是在夏季发生的，不会在其他三个季节中出现，似乎确实不属于伤寒的范畴。但风寒湿疫的症状多见于冬天，为什么它们不被视为伤寒呢？"岐伯解释："百病起于风，四季的风可以直接侵入脏腑，但与传经的寒邪不同，风邪不是由浅入深的过程。寒邪侵入人体，通常发生在严寒之时，直接进入脏腑，而不是从营卫系统逐步侵入。因此，它不是通过皮肤逐渐入侵的传经型伤寒。水王于冬（即水气盛于冬季），但冬天的湿邪通常不会深入，因为冬季人体处于收藏状态，而人在其他季节则容易感受湿邪。至于疫病，无固定的时令，四季皆可能发生，但冬季疫病较少。此外，湿邪和疫病也不通过经络传递，因此不能被称为伤寒。"雷公又问："寒与热不同，为什么热病也称为伤寒呢？"岐伯答道："在冬天感受寒邪后，寒邪往往会转变为热邪；同样，冬天的热邪也会转为寒邪。因此，其他三季的热病不能称为伤寒，但冬天的热病则可称为伤寒。因为三季的热病不会通过经络传递，而冬季的热病则会传经。"雷公问道："热病传经可以视为与伤寒相似，但它并非真正的伤寒。为什么《素问》中提到了热病传经的现象，却没有提到伤寒传经的情况呢？"岐伯解释："类似的情况需要分辨，但真正的伤寒则不必如此分辨。理解了类比，就能理解正道了。"雷公说道："明白了。"

陈士铎评述：真正的伤寒必然是通过经络传递的，发生在严寒的冬季。若不是冬季感受寒邪，就不能称为伤寒。这个辨析清晰而透彻。

风寒殊异篇

风后问于岐伯曰：冬伤于寒与春伤于寒，有异乎？岐伯曰：春伤于寒者，风也，非寒也。风后曰：风即寒也，何异乎？岐伯曰：冬日之风则寒，春日之风则温。寒伤深，温伤浅。伤深者入少阳而传里，伤浅者入少阳而出表，故异也。风后曰：传经乎？岐伯曰：伤冬日之风则传，伤春日之风则不传也。风后曰：其不传何也？岐伯曰：伤浅者，伤在皮毛也。皮毛属肺，故肺受之，不若伤深者，入于营卫也。风后曰：春伤于风，头痛鼻塞，身亦发热，与冬伤于寒者何无异也。岐伯曰：风入于肺，鼻为之不利，以鼻主肺也。肺既受邪，肺气不宣，失清肃之令，必移邪而入于太阳矣。膀胱畏邪，坚闭其经，水道失行，水不下泄，火乃炎上，头即痛矣。夫头乃阳之首也，既为邪火所据，则一身之真气皆与邪争，而身乃热矣。风后曰：肺为胃之子，肺受邪，宜胃来援，何以邪入肺而恶热口渴之症生，岂生肺者转来刑肺乎？岐伯曰：胃为肺之母，见肺子之寒，必以热救之。夫胃之热，心火生之也，胃得心火之生，则胃土过旺，然助胃必克肺矣，火能刑金，故因益而反损也。风后曰：呕吐者何也？岐伯曰：此风伤于太阴也。风在地中，土必震动，水泉上溢则呕吐矣。散风而土自安也。风后曰：风邪入太阳头痛，何以有痛不痛之殊也。岐伯曰：肺不移风于太阳则不痛耳。风后曰：风不入于太阳，头即不痛乎？岐伯曰：肺通于鼻，鼻通于脑，风入于肺，自能引风入脑而作头痛。肺气旺，则风入于肺而不上走于脑，故不痛也。风后曰：春伤于风，往来寒热，热结于里，何也？岐伯曰：冬寒入于太阳，久则变寒；春风入于太阳，久则变热。寒则动，传于脏；热则静，结于腑。寒在脏，则阴与阳战而发热，热在腑，则阳与阴战而发寒，随脏腑之衰旺，分寒热之往来也。风后曰：伤风自汗何也？岐伯曰：伤寒之邪，寒邪也；伤风之邪，风邪也。寒邪入胃，胃恶寒而变热；风邪入胃，胃喜风而变温，温则不大热也。得风以扬之，火必外泄，故汗出矣。风后曰：春伤于风，下血谵语，一似冬伤于寒之病，何也？岐伯曰：此热入血室，非狂也。伤于寒者，热自入于血室之中，其热重；伤于风者，风祛热入于血室之内，其热轻也。风后曰：谵语而潮热者何也？岐伯曰：其脉必滑者也。风后曰：何也？岐伯曰：风邪入胃，胃中无痰，则发大热，而谵语之声高；胃中有痰，则发潮热而谵语之声低。潮热发谵语，此痰也，滑者痰之应也。风后曰：春伤于风，发厥，心下悸，何也？岐伯曰：伤于寒者邪下行，伤于风者邪上冲也。寒乃阴邪，阴则走下；风乃阳邪，阳则升上。治寒邪先定厥，后定悸；治风邪先定悸，后定厥，不可误也。风后曰：伤于风而发热，如见鬼者，非狂乎？岐伯曰：狂乃实邪，此乃虚邪也。实邪从太阳来也，邪炽而难遏；虚邪从少阴来也，邪旺而将衰。实邪，火逼心君而外出，神不守于心也；虚邪，火引肝魂而外游，魄不守于肺也。风后曰：何论之神乎！吾无测师矣。

陈士铎曰：风与寒殊，故论亦殊，人当细观之。

译文

风后向岐伯问道："冬季因寒邪致病与春季因寒邪致病有何不同？"岐伯回答："春季因寒邪致病实际上是风邪，而不是寒邪。"风后又问："风即为寒，为何有不同？"岐伯解释道："冬天的风是寒风，而春天的风是温风。寒邪伤害较深，温邪伤害较浅。深伤者入少阳经，传入内脏；浅伤者入少阳经，影响表面。因此两者不同。"风后继续问："那么，寒邪是否会通过经络传递？"岐伯答道："冬天的寒邪会传经，而春天的风邪则不会。"风后问："为什么春天的风邪不会传经？"岐伯解释："春天的风邪较浅，伤害在皮毛。皮毛属肺，肺气受损，不如寒邪深入营卫那样严重。"风后说："春季受风邪侵袭，出现头痛、鼻塞、发热的症状，为什么与冬季伤寒症状相似呢？"岐伯解释道："风邪入侵肺部，鼻子因此不通，因为鼻为肺之窍。肺气受邪后，不能宣发清气，导致邪气传入太阳经。膀胱经畏邪，坚闭其经络，水道不通，导致水液无法排泄，火气上炎，头痛由此而生。头为阳之首，邪火据头，则全身真气与邪气争斗，身体发热。"风后继续问："肺是胃之子，肺受邪，胃应该来援助，为什么肺受邪后反而出现热症、口渴等情况，难道是母子相克吗？"岐伯回答："胃为肺之母，见子肺受寒，便用热来援助。胃的热源自心火，胃受心火助力，胃土过旺，反而克制了肺。火能克金，所以本该是援助，却造成了损害。"风后又问："为什么会出现呕吐症状？"岐伯解释："这是风邪伤及太阴经。风在地中，土被震动，水泉上涌，所以出现呕吐症状。散风后，土气自安，呕吐就会止住。"风后又问："风邪入太阳经，为什么头有时痛，有时不痛？"岐伯答道："如果肺气未将风邪移入太阳经，则不会感到头痛。"风后又问："若风邪未入太阳经，头就不痛了吗？"岐伯答道："肺与鼻相通，鼻通于脑。风邪入肺，能引导风邪进入脑部，引发头痛。若肺气旺盛，风邪停留在肺中，不上升至脑部，则不会引发头痛。"风后问："春季伤风，往来寒热，热气结于内里，是什么原因？"岐伯解释："冬季寒邪入太阳经，久而化为寒；春季风邪入太阳经，久而化为热。寒邪在脏腑时，阴阳相战而发热；热邪在腑脏时，阳气与阴气争斗而发寒。寒热的往来与脏腑的衰旺密切相关。”风后又问：“为什么春季伤风会出汗？”岐伯答道：“伤寒之邪是寒邪，伤风之邪是风邪。寒邪入胃，胃畏寒而化热；风邪入胃，胃喜风而变温。温邪不会使人体发高热，但风邪助长火气，火气外泄，所以出汗。”风后进一步问：“为什么春季伤风会导致下血和谵语，症状似乎与冬季伤寒相同？”岐伯解释：“这是热邪进入血室，但不是狂证。伤寒时，热邪自入血室，热邪较重；伤风时，风邪驱热入血室，热邪较轻。”风后又问：“为什么会出现谵语和潮热？”岐伯答道：“这是脉象滑利的表现。”风后追问：“为何如此？”岐伯解释：“风邪入胃，若胃中无痰则发大热，谵语声高；若胃中有痰，则发潮热，谵语声低。潮热伴随谵语，说明体内有痰，脉滑则表明有痰。”风后继续问：“春季伤风为何会引发厥逆和心悸？”岐伯答道：“寒邪下行，风邪上冲。寒为阴邪，走向下方；风为阳邪，向上冲击。治疗寒邪应先治厥逆，再治心悸；治疗风邪应先治心悸，再治厥逆，不可混淆。”风后又问：“春季伤风发热如见鬼，是否属于狂证？”岐伯答道：“狂证是实邪引起的，而此是虚邪。实邪来自太阳经，邪火炽盛，难以遏制；虚邪来自少阴经，邪气虽旺，但即将衰弱。实邪是火逼心神而外出，虚邪是火引肝魂而外游，魄不守于肺。”风后感叹道：“论述如此深奥，我没有办法测度。”

陈士铎评述：风邪与寒邪不同，因此论述亦不同，人们应细细研读体会。

—— 阴寒格阳篇 ——

盘盂问于岐伯曰：大小便闭结不通，饮食辄吐，面赭唇焦，饮水亦呕，脉又沉伏，此何症也？岐伯曰：肾虚寒盛，阴格阳也。盘盂曰：阴何以格阳乎？岐伯曰：肾少阴经也，恶寒喜温。肾寒则阳无所附，升而不降矣。盘盂曰：其故何也？岐伯曰：肾中有水火存焉，火藏水中，水生火内，两相根而两相制也，邪入则水火相离而病生矣。盘盂曰：何邪而使之离乎？岐伯曰：寒热之邪皆能离之，而寒邪为甚。寒感之轻，则肾中之虚阳上浮，不至格拒之至也。寒邪太盛，拒绝过坚，阳杜阴而力衰，阴格阳而气旺，阳不敢居于下焦，冲逆于上焦矣。上焦冲逆，水谷入喉，安能下入于胃乎。盘盂曰：何以治之？岐伯曰：以热治之。盘盂曰：阳宜阴折，热宜寒折，今阳在上而作热，不用寒反用热，不治阴反治阳，岂别有义乎？岐伯曰：上热者，下逼之使热也。阳升者，阴祛之使升也。故上热者下正寒也，以阴寒折之转害之矣，故不若以阳热之品，顺其性而从治之，则阳回而阴且交散也。盘盂曰：善。

陈士铎曰： 阴胜必须阳折，阳胜必须阴折，皆从治之法也。

译文

盘盂向岐伯请教："大小便闭塞不通，饮食入喉即吐，面色发红，嘴唇干焦，连喝水也呕吐，脉象沉伏，这是何种病症？"岐伯答道："这是肾虚寒盛，阴邪阻碍阳气的表现。"盘盂又问："为什么阴邪会阻碍阳气呢？"岐伯解释道："肾属少阴经，畏寒而喜温。当肾中寒盛时，阳气便无所依附，阳气升浮而不能下行。"盘盂进一步问："是什么原因？"岐伯答道："肾中有水与火相存，火藏于水中，水生于火内，两者相互根植并制约。当邪气入侵时，水火分离，疾病便由此产生。"盘盂又问："什么样的邪气会导致这种分离呢？"岐伯答道："寒热之邪都能引起水火分离，而寒邪最为严重。若寒邪较轻，肾中虚阳上浮，不至于严重阻隔。但寒邪过盛，阴邪过度阻碍，阳气被阴气所拒，力气衰竭，阳气不能停留在下焦，便上冲到上焦。上焦气逆，饮食进入喉咙，怎能顺利进入胃呢？"盘盂问："那该如何治疗呢？"岐伯答道："应当用热来治疗。"盘盂问道："阳气应该被阴气克制，热应被寒克，现在阳气在上，表现出热象，为什么不用寒反而用热呢？为什么不治阴反而治阳呢？是否有特殊的道理？"岐伯解释道："上焦之热是因为下焦的寒邪逼迫阳气上升；阳气上升是由于阴邪祛阳所致。上焦的热象实际上是下焦的寒象。如果用阴寒之药去折服阳，只会加重病情。因此不如用阳热之药顺势而治，使阳气回归，阴寒自然消散。"盘盂赞叹道："妙哉！"

陈士铎评述： 阴气过盛必须用阳气来克制，阳气过盛则必须用阴气来折服，这都是"从治"的法则。

春温似疫篇

风后问于岐伯曰：春日之疫，非感风邪成之乎？岐伯曰：疫非独风也。春日之疫，非风而何。风后曰：然则春温即春疫乎？岐伯曰：春疫非春温也。春温有方而春疫无方也。风后曰：春疫无方，何其疾之一似春温也？岐伯曰：春温有方，而时气乱之，则有方者变而无方，故与疫气正相同也。风后曰：同中有异乎？岐伯曰：疫气热中藏杀，时气热中藏生。风后曰：热中藏生，何多死亡乎？岐伯曰：时气者，不正之气也。脏腑闻正气而阴阳和，闻邪气而阴阳乱，不正之气即邪气也。故闻之而辄病，转相传染也。风后曰：闻邪气而不病者，又何故欤？岐伯曰：脏腑自和，邪不得而乱之也。春温传染，亦脏腑之虚也。风后曰：脏腑实而邪远，脏腑空而邪中，不洵然乎。

陈士铎曰：温似疫症，不可谓温即是疫，辨得明爽。

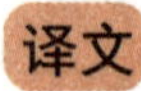

译文

风后问岐伯："春天的瘟疫，不是因为感受风邪而引起的吗？"岐伯答道："瘟疫不仅仅是由风邪引起的。春天的瘟疫虽与风邪有关，但并非全部由风邪引起。"风后接着问："那么春温是否就是春疫呢？"岐伯解释道："春疫并不是春温。春温是有规律可循的，而春疫则无规律可循。"风后又问："春疫既然无规律，为何其发病症状与春温如此相似呢？"岐伯答道："春温有规律，但若受到时气的扰乱，有规律的春温会变得无规律，因而与疫病的表现极其相似。"风后追问："既然如此，春温与春疫有区别吗？"岐伯答道："疫病的热气中蕴含杀机，而春温的热气中则蕴含生机。"风后问："既然春温中蕴含生机，为什么还会有那么多人死亡呢？"岐伯解释："时气是指不正常的气候，这种不正之气会扰乱人体的阴阳平衡。脏腑在感受到正常的气候时，阴阳调和；在感受到邪气时，阴阳失衡。这种不正之气就是邪气，感受到它就会引发疾病，并且可能相互传染。"风后又问："有人感受到邪气却没有生病，这是为什么呢？"岐伯答道："因为这个人的脏腑处于和谐状态，邪气无法扰乱其平衡。春温的传染也是由于脏腑虚弱导致的。"风后总结道："脏腑充实则邪气无法入侵，脏腑空虚则邪气易于入侵，确实如此。"

陈士铎评述：春温与疫病虽然相似，但不能认为春温就是疫病，这一论述非常清晰明了。

九　卷

—— 补泻阴阳篇 ——

雷公问于岐伯曰：人身阴阳，分于气血，《内经》详之矣，请问其余。岐伯曰：气血之要，在气血有余不足而已。气有余则阳旺阴消，血不足则阴旺阳消。雷公曰：治之奈何？岐伯曰：阳旺阴消者，当补其血；阴旺阳消者，当补其气。阳旺阴消者，宜泻其气；阴旺阳消者，宜泻其血。无不足，无有余，则阴阳平矣。雷公曰：补血则阴旺阳消，不必再泻其气；补气则阳旺阴消，不必重泻其血也。岐伯曰：补血以生阴者，言其常补阴也；泻气以益阴者，言其暂泻阳也。补气以助阳者，言其常补阳也；泻血以救阳者，言其暂泻阴也。故新病可泻，久病不可轻泻也。久病宜补，新病不可纯补也。雷公曰：治血必当理气乎？岐伯曰：治气亦宜理血也。气无形，血有形，无形生有形者，变也，有形生无形者，常也。雷公曰：何谓也？岐伯曰：变治急，常治缓。势急不可缓，亟补气以生血；势缓不可急，徐补血以生气。雷公曰：其故何也？岐伯曰：气血两相生长，非气能生血，血不能生气也。第气生血者其效速，血生气者其功迟。宜急而亟者，治失血之骤也；宜缓而徐者，治失血之后也。气生血，则血得气而安，无忧其沸腾也；血生气，则气得血而润，无虞其干燥也。苟血失补血，则气且脱矣；血安补气，则血反动矣。雷公曰：善。

陈士铎曰： 气血俱可补也，当于补中寻其原，不可一味呆补为妙。

译文

雷公向岐伯请教道：“人体的阴阳分属于气与血，《内经》对此有详细说明。我想请问还有其他需要注意的吗？”岐伯回答说：“气血的重要性在于它们的充足与不足。气过多时，阳气旺盛，阴气消散；血不足时，阴气强盛，阳气衰减。”雷公接着问：“那应当如何治疗呢？”岐伯答道：“阳气旺盛而阴气消散时，应当补充血液；阴气强盛而阳气消散时，应当补充气。如果阳气过旺，则应泄去部分气；如果阴气过旺，则应泄去部分血。只有当气血不多不少时，阴阳才能平衡。”雷公说：“如果补充血液使得阴气旺盛而阳气减弱，那就不需要再泄气了；补充气使阳气旺盛而阴气减少，也不必再泄血。”岐伯解释道：“补血以生阴是指长期补阴；泄气以益阴则是暂时减少阳气。补气以助阳是指长期补阳，泄血以救阳则是暂时减少阴气。因此，新的病情可以泄，久病则不宜轻易泄。久病适合补，而新病不宜单纯依赖补。”雷公又问：“治疗血病一定要调理气吗？”岐伯答道：“治疗气病也需要调理血。气是无形的，而血是有形的。无形能够生有形是变化，有形能够生无形是常态。”雷公追问：“这是什么意思？”岐伯解释道：“急性病需要快速治疗，而常态病则可以缓慢调理。病势紧急时，必须迅速补气以生血；病势缓和时，不应急于治疗，应缓慢补血以生气。”雷公问：“为什么会这样呢？”岐伯答道：“气与血是相互生成的，气能生血，血也能生气。但气生血的效果明显，而血生气的效果缓慢。紧急时，需迅速补气以应对失血；缓和时，应缓慢补血来调养失血后的虚弱。气生血时，血得气而安定，不会沸腾；血生气时，气得血而滋润，不会干燥。如果血不足而不补，气也会随之脱落。如果血安定了，补气反而会激动血液。”雷公听后称赞道：“说得好。”

陈士铎评述：气血都可以补，关键在于如何在补中找到根源，而不是盲目地补充。

—— 善养篇 ——

雷公问于岐伯曰：春三月，谓之发陈；夏三月，谓之蕃秀；秋三月，谓之容平；冬三月，谓之闭藏。天师详载《四气调神大论》中，然调四时则病不生，不调四时则病必作。所谓调四时者，调阴阳之时令乎？抑调人身阴阳之气乎？愿晰言之。岐伯曰：明乎哉问也！调阴阳之气在人不在时也。春三月，调木气也，调木气者，顺肝气也。夏三月，调火气也，调火气者，顺心气也。秋三月，调金气也，调金气者，顺肺气也。冬三月，调水气也，调水气者，顺肾气也。肝气不顺，逆春气矣，少阳之病应之。心气不顺，逆夏气矣，太阳之病应之。肺气不顺，逆秋气矣，太阴之病应之。肾气不顺逆冬气矣，少阴之病应之。四时之气可不调乎。调之实难，以阴阳之气不易调也，故人多病耳。雷公曰：人既病矣，何法疗之？岐伯曰：人以胃气为本，四时失调，致生疾病，仍调其胃气而已。

胃调脾自调矣，脾调而肝心肺肾无不顺矣。雷公曰：先时以养阴阳，又何可不讲乎？岐伯曰：阳根于阴，阴根于阳。养阳则取之阴也，养阴则取之阳也。以阳养阴，以阴养阳，贵养之于豫也，何邪能干乎。闭目塞兑，内观心肾，养阳则漱津送入心也，养阴则漱津送入肾也，无他异法也。雷公曰：善。天老问曰：阴阳不违背而人无病，养阳养阴之法，止调心肾乎？岐伯曰：《内经》一书，皆养阳养阴之法也。天老曰：阴阳之变迁不常，养阴养阳之法，又乌可执哉？岐伯曰：公言何善乎。奇恒之病，必用奇恒之法疗之。豫调心肾，养阴阳于无病时也。然而病急不可缓，病缓不可急，亦视病如何耳。故不宜汗而不汗，所以养阳也；宜汗而急汗之，亦所以养阳也。不宜下而不下，所以养阴也。宜下而大下之，亦所以养阴也。岂养阳养阴，专尚补而不尚攻乎？用攻于补之中，正善于攻也；用补于攻之内，正善于补也。攻补兼施，养阳而不损于阴，养阴而不损于阳，庶几善于养阴阳者乎。天老曰：善。

陈士铎曰：善养一篇，俱非泛然之论，不可轻用攻补也。

译文

雷公向岐伯请教道：“春季三个月称为‘发陈’，夏季三个月称为‘蕃秀’，秋季三个月称为‘容平’，冬季三个月称为‘闭藏’，天师在《四气调神大论》中有详细记载：如果能够顺应四季的变化，就能避免生病；如果不能顺应四季的变化，就必然生病。请问，调养四时的意思是调整四季阴阳的时令，还是调整人体的阴阳之气呢？希望您能为我详细说明。”岐伯答道：“你问得很明白！调整阴阳之气，在于人体，而不在于四季时令。春季三个月是调和木气，调木气就是顺应肝气；夏季三个月是调和火气，调火气就是顺应心气；秋季三个月是调和金气，调金气就是顺应肺气；冬季三个月是调和水气，调水气就是顺应肾气。如果肝气不顺，就违背了春天的木气，会引发少阳之病；如果心气不顺，就违背了夏天的火气，会引发太阳之病；如果肺气不顺，就违背了秋天的金气，会引发太阴之病；如果肾气不顺，就违背了冬天的水气，会引发少阴之病。四季的气息岂能不调？但是调和它们的确很难，因为阴阳之气不易调和，所以人多生病。”雷公问道：“人已经生病了，用什么方法治疗呢？”岐伯答道：“人体以胃气为根本，四时失调引发疾病，治疗时仍要从调和胃气入手。

胃气调和了，脾气自然也会调和；脾气调和了，肝、心、肺、肾等脏器就能顺应四季的气息。”雷公继续问：“既然要提前养护阴阳，怎么能不讲究呢？”岐伯答道：“阳气依靠阴气而根生，阴气也依赖阳气而存在。养阳气需要从阴气中获取，养阴气需要从阳气中获取。用阳气滋养阴气，用阴气滋养阳气，最重要的是提前调养阴阳，这样外邪就无法侵犯你。闭目塞耳，内观心肾。养阳的时候，要漱口生津并将津液送入心脏；养阴的时候，要漱口生津并将津液送入肾脏。这并没有其他特殊的方法。”雷公称赞道：“好。”天老又问：“阴阳不相违背，人就不会生病。养阳和养阴的法则，仅仅是调理心肾吗？”岐伯答道：“《内经》整部书的内容，都是在讲养阳和养阴的法则。”天老又问：“阴阳变化无常，那么养阴养阳的方法又岂能一成不变呢？”岐伯答道：“你说得非常好。对于特殊的疾病，必须用特殊的方法来治疗。提前调养心肾，在没有疾病的时候养护阴阳。但若病情急迫不可延缓，病情缓和不可急于治疗，还需根据病情而定。比如不适合发汗的时候不发汗，这就是在养阳；而适合发汗时快速发汗，这也是在养阳。不适合泻下的时候不泻下，这是在养阴；适合泻下时彻底泻下，这也是在养阴。因此，养阳养阴并不是单纯强调补而不强调攻。结合补与攻的手法，在补中施攻是好的攻法，在攻中施补是好的补法。攻补兼施，养阳而不损伤阴气，养阴而不损伤阳气，这才是善养阴阳之道。”天老说道：“讲得好。”

陈士铎评述：《善养》篇并非泛泛之谈，在治疗时不能轻易使用攻补之法。

亡阳亡阴篇

鸟师问岐伯曰：人汗出不已，皆亡阳也？岐伯曰：汗出不已，非尽亡阳也。鸟师曰：汗症未有非热也，热病即阳病矣，天师谓非阳何也？岐伯曰：热极则阳气难固，故汗泄亡阳。溺属阴，汗属阳，阳之外泄，非亡阳而何？谓非尽亡阳者，以阳根于阴也。阳之外泄，由于阴之不守也。阴守其职，则阳根于阴，阳不能外泄也。阴失其职，则阴欲自顾不能，又何能摄阳气之散亡乎？故阳亡本于阴之先亡也。鸟师曰：阴亡则阴且先脱，何待阳亡而死乎？岐伯曰：阴阳相根，无寸晷之离也。阴亡而阳随之即亡，故阳亡即阴亡也，何分先后乎，鸟师曰：阴阳同亡，宜阴阳之共救矣，乃救阳则汗收而可生，救阴则汗止而难活，又何故乎？岐伯曰：阴生阳则缓，阳生阴则速。救阴而阳之绝不能遽回，救阳而阴之绝可以骤复，故救阴不若救阳也。虽然，阴阳何可离也。救阳之中附以救阴之法，则阳回而阴亦自复也。鸟师曰：阴阳之亡，非旦夕之故也，曷不于未亡之前先治之？岐天师曰：大哉言乎！亡阴亡阳之症，皆肾中水火之虚也。阳虚，补火以生水，阴虚，补水以制火，可免两亡矣。鸟师曰：善。

陈士铎曰： 阴阳之亡，由于阴阳之两不可守也。阳摄于阴，阴摄于阳，本于水火之虚，虚则亡，又何疑哉。

译文

鸟师向岐伯请教道："当人体出汗不止时，通常被认为是阳气损失殆尽？"岐伯回答说："出汗不止并不意味着阳气全部丧失。"鸟师问道："出汗的病症往往伴随热，热病就是阳病。天师为什么认为这阳气并未全部丧失呢？"岐伯解释道："当热达到极致时，阳气难以固守，因此汗液外泄，阳气流失，确实是阳气丧失的一种表现。尿属于阴，汗属于阳，阳气从体外泄出，难道这不是阳气丧失吗？然而，我说的不全是阳气丧失，是因为阳气依赖于阴气。阳气之所以外泄，是因为阴气不能守护。阴气如果能履行其职，那么阳气依赖阴气，就不会外泄。如果阴气丧失了其功能，连自身都无法维持，又如何能防止阳气的流散呢？因此，阳气的丧失实际上源于阴气的先行丧失。"鸟师又问："如果阴气丧失，阴气应该先脱落，为何要等到阳气丧失后人才会死亡呢？"岐伯回答："阴阳相互依存，从不分离片刻。阴气丧失，阳气便会随之丧失。因此，阳气的丧失就意味着阴气的丧失，何必分先后呢？"鸟师接着问："既然阴阳一同丧失，理应同时救治阴阳。可是当救治阳气时，汗会收敛，人有可能存活；而当救治阴气时，虽然汗也停止了，人往往却难以存活。这是为什么呢？"岐伯解释道："阴气生阳的速度较慢，而阳气生阴的速度较快。当救治阴气时，阳气已经无法迅速恢复；而当救治阳气时，阴气可以很快恢复。因此，救治阳气比救治阴气更有效。不过，阴阳不可分离，在救治阳气时，同时辅以救治阴气的方法，这样阳气恢复了，阴气自然也随之恢复。"鸟师继续问："阴阳的丧失不是一朝一夕形成的，为什么不在阴阳未丧失之前就提前治疗呢？"岐伯回答："你说得很好！阴阳两虚所导致的阴阳两亡，都是因为肾中水火的亏虚。阳气虚弱时，可以补火以生水；阴气虚弱时，可以补水以制火，这样就能避免阴阳两亡的结局。"鸟师听后称赞道："善。"

陈士铎评述： 阴阳的丧失，是因为阴阳相互依赖却无法保持平衡。阳依赖于阴，阴依赖于阳，这一切都源于水火的亏虚。虚则导致阴阳两亡，还有什么疑问呢？

—— 昼夜轻重篇 ——

雷公问于岐伯曰：昼夜可辨病之轻重乎？岐伯曰：病有重轻，宜从昼夜辨之。雷公曰：辨之维何？岐伯曰：阳病昼重，阴病昼轻；阳病夜轻，阴病夜重。雷公曰：何谓也？岐伯曰：昼重夜轻，阳气旺于昼，衰于夜也；昼轻夜重，阴气旺于夜，衰于昼也。雷公曰：阳病昼轻，阴病夜轻，何故乎？岐伯曰：此阴阳之气虚也。雷公曰：请显言之。岐伯曰：阳病昼重夜轻，此阳气与病气交旺，阳气未衰也，正与邪斗，尚有力也，故昼反重耳。夜则阳衰矣，阳衰不与邪斗，邪亦不与正斗，故夜反轻耳。阴病昼轻夜重，此阴气与病气交旺，阴气未衰也，正与邪争，尚有力也，故夜反重耳。昼则阴衰矣，阴衰不敢与邪争，邪亦不与阴争，故昼反轻耳。雷公曰：邪既不与正相战，宜邪之退舍矣，病犹不瘥，何也？岐伯曰：重乃真重，轻乃假轻。假轻者，视之轻而实重，邪且重入矣，乌可退哉。且轻重无常，或昼重亦重，或昼轻夜亦轻，或时重时轻，此阴阳之无定，昼夜之难拘也。雷公曰：然则何以施疗乎？岐伯曰：昼重夜轻者，助阳气以祛邪；昼轻夜重者，助阴气以祛邪，皆不可专祛其邪也。昼夜俱重，昼夜俱轻，与时重时轻，峻于补阴，佐以补阳，又不可泥于补阳而专于祛邪也。

陈士铎曰： 昼夜之间，轻重自别。

译文

雷公向岐伯请教道："可以根据昼夜的变化来判断病情的轻重吗？"岐伯回答说："病情的轻重确实可以通过昼夜来判断。"雷公问道："应该如何判断呢？"岐伯解释道："阳病在白天较重，夜晚较轻；阴病在白天较轻，夜晚较重。"雷公又问："这是什么意思呢？"岐伯回答："白天病情较重，夜晚较轻，这是因为阳气在白天旺盛、夜晚衰弱。相反，夜晚病情较重，白天较轻，是因为阴气在夜晚旺盛、白天衰弱。”雷公又问：“为何有时阳病在白天较轻，阴病在夜晚较轻呢？”岐伯解释道：“这是由于阴阳之气的虚弱。”雷公请他详细说明。岐伯答道：“阳病在白天较重、夜晚较轻，是因为阳气和病气同时旺盛，阳气未衰，与邪气搏斗，尚有力量，所以白天病情较重。到了夜晚，阳气衰弱，不再与邪气搏斗，邪气也不再与阳气争斗，所以夜晚病情较轻。阴病在白天较轻、夜晚较重，是因为阴气和病气同时旺盛，阴气未衰，与邪气争斗，仍有力量，所以夜晚病情较重。白天则阴气衰弱，不敢与邪气争斗，邪气也不再与阴气争斗，所以白天病情较轻。”雷公问道：“既然邪气不再与正气搏斗，邪气应该退去了，为什么病人还没有痊愈呢？”岐伯回答：“病情重是真重，病情轻是假轻。假轻看似病情减轻，实际上病情仍然很重，邪气深入体内，怎么可能退去呢？况且病情的轻重没有固定规律，有时白天和夜晚都重，有时白天和夜晚都轻，有时病情时重时轻，这是因为阴阳无定，昼夜之气变化无常。”雷公追问：“既然如此，应该如何进行治疗呢？”岐伯解释道：“对于白天病重、夜晚病轻的情况，应当助阳气以祛邪；对于白天病轻、夜晚病重的情况，应当助阴气以祛邪，但都不能单纯依靠祛邪的方法。若病情白天和夜晚都重，或者都轻，或者时重时轻，则需要重点补阴，同时辅以补阳，不可只偏重补阳而忽视祛邪。”

陈士铎评述：昼夜之间的病情轻重自有其变化规律，不可一概而论。

——解阳解阴篇——

奢龙问于岐伯曰：阳病解于戌，阴病解于寅，何也？岐伯曰：阳病解于戌者，解于阴也；阴病解于寅者，解于阳也。然解于戌者，不始于戌；解于寅者，不始于寅。不始于戌者，由寅始之也；不始于寅者，由亥始之也。解于戌而始于寅，非解于阴乃解于阳也。解于寅而始于亥，非解于阳乃解于阴也。奢龙曰：阳解于阳，阴解于阴，其义何也？岐伯曰：十二经均有气王之时，气王则解也。奢龙曰：十二经之王气，可得闻乎？岐伯曰：少阳之气，王寅卯辰；太阳之气，王巳午未；阳明之气，王申酉戌；太阴之气，王亥子丑；少阴之气，王子丑寅；厥阴之气，王丑寅卯也。奢龙曰：少阴之王何与各经殊乎？岐伯曰：少阴者，肾水也。水中藏火，火者阳也。子时一阳生，丑时二阳生，寅时三阳生，阳进则阴退，故阴病遇子丑寅而解者，解于阳也。奢龙曰：少阴解于阳，非解于阴矣。岐伯曰：天一生水，子时水生，即是王地，故少阴遇子而渐解也。奢龙曰：少阳之解，始于寅卯，少阴、厥阴之解，终于寅卯，又何也？岐伯曰：寅为生人之首，卯为天地门户，始于寅卯者，阳得初之气也，终于寅卯者，阴得终之气也。奢龙曰：三阳之时王，各王三时，三阴之时王，连王三时，又何也？岐伯曰：阳行健，其道长，故各王其时；阴行钝，其道促，故连王其时也。奢龙曰：阳病解于夜半，阴病解于日中，岂阳解于阳，阴解于阴乎？岐伯曰：夜半以前者，阴也；夜半以后者，阳也；日中以后者，阴也；日中以前者，阳也。阳病必于阳王之时，先现解之机，至夜半而尽解也。阴病必于阴王之时先现解之兆，至日中而尽解也。虽阳解于阳，实阳得阴之气也；虽阴解于阴，实阴得阳之气也。此阳根阴，阴根阳之义耳。奢龙曰：善。

陈士铎曰：阳解于阴，阴解于阳，自有至义，非泛说也。

译文

奢龙向岐伯请教道："阳病在戌时解除，阴病在寅时解除，这是为什么呢？"岐伯回答说："阳病在戌时解除，是因为此时阳气得到阴气的帮助。阴病在寅时解除，是因为此时阴气得到阳气的帮助。然而，阳病虽在戌时解除，却并非从戌时开始；阴病虽在寅时解除，也并非从寅时开始。阳病在戌时解除，实际上是从寅时开始的。阴病在寅时解除，实际上是从亥时开始的。阳病在戌时解除，实际上是依靠阳气的帮助，而阴病在寅时解除，实际上是依靠阴气的帮助。"奢龙问道："既然阳病依靠阳气解除，阴病依靠阴气解除，那其中的道理是什么呢？"岐伯解释道："人体十二经脉各有其气最旺盛的时辰，当气最旺盛时，病便能解除。"奢龙接着问："那么十二经脉的气最旺盛的时辰可以详细说明吗？"岐伯答道："少阳经的气在寅、卯、辰时最旺，太阳经的气在巳、午、未时最旺，阳明经的气在申、酉、戌时最旺。太阴经的气在亥、子、丑时最旺，少阴经的气在子、丑、寅时最旺，厥阴经的气在丑、寅、卯时最旺。"奢龙又问："为何少阴经的气最旺时与其他经脉有所不同呢？"岐伯解释道："少阴是肾水，水中藏火，火属于阳气。子时是阳气初生之时，丑时阳气增加，寅时阳气达到三阳之盛。随着阳气的增加，阴气逐渐消退，因此阴病在子、丑、寅时得以解除，实际上是依靠阳气的帮助。"奢龙问道："少阴病依靠阳气解除，为什么不是依靠阴气解除呢？"岐伯回答："天地的道理是'天一生水'，子时水气最盛，这是少阴开始解除的原因。"奢龙又问："少阳经的病从寅、卯时开始解除，而少阴经和厥阴经的病也在寅、卯时结束，这是什么道理呢?”岐伯解释道:“寅时是阳气初生的开始，卯时是天地的门户。少阳病从寅、卯时开始，是因为此时阳气初生。而少阴和厥阴病在寅、卯时结束，是因为此时阴气接近终点。”奢龙问:“为什么三阳经的气最旺时分别占据三个时辰，而三阴经的气最旺时却是连续的三个时辰呢?”岐伯解释道:“阳气行走迅速，故各自占据一个时辰；阴气行走缓慢，故连续占据三个时辰。”奢龙接着问:“阳病在夜半时解除，阴病在日中时解除，难道阳气是在阳气最旺时解除，阴气也是在阴气最旺时解除吗?”岐伯回答:“夜半之前属于阴气当道，夜半之后阳气开始旺盛；日中之前阳气旺盛，日中之后阴气开始旺盛。阳病会在阳气最旺盛的时辰解除，夜半时则完全解除。阴病在阴气最旺盛的时辰开始解除，日中时完全解除。虽然阳病是在阳气旺盛时解除，实际上是得到了阴气的帮助；阴病虽然是在阴气旺盛时解除，实际上是得到了阳气的帮助。这就是所谓的‘阳根于阴，阴根于阳’的道理。”奢龙听后称赞道:“讲得很好。”

陈士铎评述：阳病解于阴气，阴病解于阳气，自有其深刻的道理，不是泛泛而谈。

—— 真假疑似篇 ——

雷公问曰：病有真假，公言之矣。真中之假，假中之真，未言也。岐伯曰：寒热虚实尽之。雷公曰：寒热若何？岐伯曰：寒乃假寒，热乃真热。内热之极，外现假寒之象，此心火之亢也。火极似水，治以寒则解矣。热乃假热，寒乃真寒，下寒之至，上发假热之形，此肾火之微也。水极似火，治以热则解矣。雷公曰：虚实若何？岐伯曰：虚乃真虚，实乃假实，清肃之令不行，饮食难化，上越中满，此脾胃假实，肺气真虚也，补虚则实消矣。实乃真实，虚乃假虚，疏泄之气不通，风邪相侵，外发寒热，此肺气假虚，肝气真实也，治实则虚失矣。雷公曰：尽此乎？岐伯曰：未也。有时实时虚，时寒时热，状真非真，状假非假，此阴阳之变，水火之绝也。雷公曰：然则，何以治之？岐伯曰：治之早则生，治之迟则死。雷公曰：将何法早治之？岐伯曰：救胃肾之气，则绝者不绝，变者不变也。雷公曰：水火各有其假，而火尤难辨，奈何。岐伯曰：真火每现假寒，假火每现真热，然辨之有法也。

真热者，阳症也。真热现假寒者，阳症似阴也，此外寒内热耳。真寒者，阴症也。真寒现假热者，阴症似阳也，此外热内寒耳。雷公曰：外寒内热，外热内寒，水火终何以辨之？岐伯曰：外寒内热者，真水之亏，邪气之胜也；外热内寒者，真火之亏，正气之虚也。真水真火，肾中水火也。肾火得肾水以相资，则火为真火，热为真热；肾火离肾水以相制，则火为假火，热成假热矣。辨真辨假，以外水试之，真热得水则解，假热得水则逆也。雷公曰：治法若何？岐伯曰：补其水则假火自解矣。雷公曰：假热之症，用热剂而瘥者何也？岐伯曰：肾中之火，喜阴水相济，亦喜阴火相引，滋其水矣。用火引之，则假火易藏，非舍水竟用火也。雷公曰：请言治火之法。岐伯曰：补真水则真火亦解也。虽然，治火又不可纯补水也。祛热于补水之中，则假破真现矣。雷公曰：善。

陈士铎曰：不悟真，何知假；不悟假，何知真，真假之间，亦水火之分也。识破水火之真假，则真假何难辨哉。

译文

雷公向岐伯请教道："病有真假之分，您已经谈过了。可是，真中有假，假中有真，这点还没有讲到。"岐伯回答道："寒热和虚实之间涵盖了这一点。"雷公问："那寒热是怎样的呢？"岐伯解释道："寒有时是假寒，而热是真热。当体内热达到极致时，外表却呈现出假寒的症状，这是心火过旺所致。火到了极点会像水一样，用寒凉的药物治疗即可缓解。相反，热有时是假热，寒是真寒。下焦的寒气极重，上焦却表现出假热的症状，这是因为肾火微弱。水到了极点会像火一样，用温热的药物治疗即可缓解。"雷公继续问："那虚实的情况是怎样的呢？"岐伯答道："虚是真虚，实是假实。脾胃运化失常，食物难以消化，导致上焦胀满，这是脾胃的假实，实际上肺气是真虚。补虚则假实自然消失。相反，实病是真实的，虚病是假虚。疏泄不畅，风邪侵入，导致外发寒热，这是肺气的假虚，实际上肝气是真实的。治疗实证则虚证会自动消失。"雷公问道："这些就全部涵盖了吗？"岐伯回答："还没有。有时病情会表现为时实时虚，时寒时热，症状看似真但非真，或者看似假但非假，这是阴阳变动、水火失调的表现。"雷公追问："那应如何治疗呢？"岐伯回答："若早治疗则可以痊愈，晚治疗则可能致死。"雷公问："那该如何早治疗呢？"岐伯答道："救助胃肾之气，才能使濒危的病情扭转，避免病情恶化。"雷公又问："水火各有真假，但火尤其难以辨别，该如何处理呢？"岐伯解释道："真火往往表现为假寒，假火则表现为真热。然而辨别的方法是有的。真热是阳症，真热表现为假寒，阳症看似阴症，实际上是外寒内热。真寒是阴症，真寒表现为假热，阴症看似阳症，实际上是外热内寒。”雷公接着问：“那外寒内热和外热内寒，该如何辨别呢？”岐伯答道：“外寒内热，是因为真水不足，邪气得势；外热内寒，是因为真火不足，正气虚弱。真水和真火都源于肾中的水火。肾火有肾水来滋养，火才是真火，热才是真热；若肾火失去了肾水的制约，火就成为假火，热也变成了假热。辨别真假热，可以通过外用水来试验，真热得水则缓解，假热得水则加重。”雷公问：“那治疗的方法是什么呢？”岐伯回答：“补充水分，假火自然就会消解。”雷公又问：“为什么有些假热的症状，用热剂治疗反而好了呢？”岐伯解释道：“肾中的火不仅喜欢阴水滋养，也喜欢阴火引导。滋养其水后，用火来引导，这样假火容易隐藏，并不是完全舍弃水而只用火。”雷公请求道：“请详细说明如何治疗火症。”岐伯回答：“补充真水后，真火也会随之缓解。不过，治疗火症不能只靠补水。在补水的同时驱除热邪，假象破灭后真象才会显现。”雷公称赞道：“说得好。”

陈士铎评述：不理解何为真，怎么能识别假？不理解何为假，又如何能分辨真？真假之间的区别，也在于水火之间的调节。认清水火的真假，真假便不难辨别了。

—— 从逆窥源篇 ——

应龙问曰：病有真假，症有从逆，予知之矣，但何以辨其真假也？岐伯曰：寒热之症，气顺者多真，气逆者多假。凡气逆者，皆假寒假热也。知其假，无难治真矣。应龙曰：请问气逆者，何症也？岐伯曰：真阴之虚也。应龙曰：真阴之虚，何遂成气逆乎？岐伯曰：真阴者，肾水也。肾水之中有火存焉，火得水而伏，火失水而飞。凡气逆之症，皆阴水不能制阴火也。应龙曰：予闻阴阳则两相配也，未闻阴与阴而亦合也。岐伯曰：人身之火不同，有阴火阳火，阳火得阴水而制者，阴阳之顺也，阴火得阴水而伏者，阴阳之逆也。应龙曰：阴阳逆矣，何以伏之？岐伯曰：此五行之颠倒也。逆而伏者，正顺而制之也。应龙曰：此则龙之所不识也。岐伯曰：肾有两歧，水火藏其内，无火而水不生，无水而火不长，不可离也。火在水中，故称阴火。其实水火自分阴阳也。应龙曰：阴火善逆，阴水亦易逆，何故？岐伯曰：此正显水火之不可离也。火离水而逆，水离火而亦逆也。应龙曰：水火相离者，又何故欤？岐伯曰：人节欲少而纵欲多，过泄其精，则阴水亏矣。水亏则火旺，水不能制火，而火逆矣。应龙曰：泄精损水，宜火旺不宜火衰也，何火有时而寒乎？岐伯曰：火在水中，水泄而火亦泄也。泄久则阴火亏矣，火亏则水寒，火不能生水而水逆也。故治气逆者，皆以补肾为主。水亏致火逆者，补肾则逆气自安。火亏致水逆者，补肾而逆气亦安。应龙曰：不足宜补，有余宜泻，亦其常也，何治肾之水火，不尚泻尚补乎？岐伯曰：肾中水火，各脏腑之所取资也，故可补不可泻，而水尤不可泻也。各脏腑有火无水，皆肾水滋之，一泻水则各脏腑立槁矣。气逆之症，虽有水火之分，而水亏者多也。故水亏者补水，而火亏者亦必补水，盖水旺则火衰，水生则火长也。应龙曰：补水而火不衰，补水而火不长，又奈何？岐伯曰：补水以衰火者，益水之药宜重；补水以长火者，益水之药宜轻也。应龙曰：善。

陈士铎曰：人身之逆，全在肾水之不足，故补逆必须补水，水足而逆者不逆也。

译文

应龙向岐伯请教道：“病有真假，症状有从逆，我已经了解了。但如何辨别其真假呢？”岐伯回答：“寒热之症，气顺者多是真，气逆者多是假。凡气逆者，多表现为假寒假热。只要知道它是假的，治疗真病就容易了。”应龙问：“请问气逆的症状是什么呢？”岐伯答道：“气逆是因为真阴虚弱。”应龙接着问：“真阴虚弱是如何导致气逆的呢？”岐伯解释道：“真阴指的是肾水。肾水中有火，火得水而安伏，火失水而上升，凡气逆的症状都是因为阴水不能抑制阴火。”应龙又问：“我听说阴阳是相互配合的，未曾听说阴与阴也能相合。”岐伯解释：“人体的火有阴火和阳火之分，阳火得阴水控制时，是阴阳相顺；阴火得阴水压制时，是阴阳相逆。”应龙继续问：“既然阴阳相逆，如何才能压伏呢？”岐伯答道：“这就涉及五行的颠倒。相逆而能伏者为正，顺而制之为正。”应龙不解道：“这我确实不明白。”岐伯解释：“肾有两面，水与火都藏在其中。没有火，水不能生；没有水，火不能长，水火不可分离。火在水中，因此称为阴火。其实水火自有阴阳之分。”应龙问：“阴火容易逆，阴水也容易逆，这是为什么呢？”岐伯答道：“这正好说明了水火不可分离的道理。火离水而逆，水离火而逆，二者相互依存。”应龙继续追问：“那么水火为什么会分离呢？”岐伯回答：“这是由于人们节欲少而纵欲多，过度泄精导致肾水亏虚。水亏则火旺，水无法抑制火，火便逆行。”应龙问：“泄精损伤肾水，应当火旺而不应火衰，那为何火有时会表现为寒呢？”岐伯答道：“火藏在水中，水泄火也随之泄。泄久了，阴火也会亏虚。火亏则水寒，火不能生水，水因此逆行。”岐伯继续解释：“所以治疗气逆，必须以补肾为主。水亏导致火逆，补肾则逆气安定；火亏导致水逆，补肾也能让逆气安定。”应龙问：“不足宜补，有余宜泻，这才是常规。那为何治疗肾水和肾火时不强调泻法，而重在补呢？”岐伯回答：“肾中水火是各脏腑所需的根本，所以只能补，不能泻，尤其是水更不能泻。各脏腑若无水滋养，便会枯竭。气逆症虽然有水火之分，但多为水亏。所以水亏者要补水，火亏者也必须补水。水旺则火衰，水生则火长。”应龙问：“补水却火不衰，补水却水不长，该如何应对呢？”岐伯解释：“若要通过补水来抑制火旺，补水的药应当加重；若是通过补水来促进火长，补水的药应当减轻。”应龙称赞道：“说得好。”

陈士铎评述：人体的气逆，全在于肾水不足。因此，要补气逆，必须从补水入手，水足则气逆自然消失。

—— 移寒篇 ——

应龙问曰：肾移寒于脾，脾移寒于肝，肝移寒于心，心移寒于肺，肺移寒于肾，此五脏之移寒也。脾移热于肝，肝移热于心，心移热于肺，肺移热于肾，肾移热于脾，此五脏之移热也。五脏有寒热之移，六腑有移热，无移寒，何也？岐伯曰：五脏之五行正也，六腑之五行副也。五脏受邪，独当其胜，六腑受邪，分受其殃。且脏腑之病，热居什之八，寒居什之二也。寒易回阳，热难生阴，故热非一传而可止，脏传未已，又传诸腑，腑又相传。寒则得温而解，在脏有不再传者，脏不遍传，何至再传于腑乎？此六腑所以无移寒之证也。应龙曰：寒不移于腑，独不移于脏乎？岐伯曰：寒入于腑而传于腑，甚则传于脏，此邪之自传也，非移寒之谓也。应龙曰：移之义若何？岐伯曰：本经受寒，虚不能受，移之于他脏腑，此邪不欲去而去之，嫁其祸也。应龙曰：善。

陈士铎曰：六腑有移热而无移寒，以寒之不移也。独说得妙，非无徵之文。

译文

应龙问道："肾将寒气传移给脾，脾再传寒给肝，肝传给心，心传给肺，肺再传回肾，这是五脏之间的寒气传移。同样，脾将热气传给肝，肝传给心，心传给肺，肺传给肾，肾再传回脾，这是五脏之间的热气传移。既然五脏有寒热的传移，为什么六腑只传移热，而不传移寒呢？"岐伯答道："五脏的五行属性是正位，而六腑的五行属性是辅助。五脏受邪气时，单独承受并能对抗邪气，而六腑受邪气时，则分散承受邪气带来的损害。脏腑的病症中，热居多，占十分之八，寒较少，占十分之二。寒气容易通过温热来化解，而热气却难以通过生成阴气来消解。因此，热气不会止于一次传递，往往由脏传至腑，腑之间再相互传递。而寒气则较易被温暖之气化解，在五脏中不再继续传递，所以不会再传到六腑。这就是六腑无'移寒'病症的原因。"应龙追问："寒气虽然不传移到六腑，那是否也不传移到脏呢？"岐伯回答："寒气进入腑时，可以在腑之间传递，情况严重时还会传到脏。这是邪气自我传递的结果，并不属于'移寒'的范畴。"应龙继续问："那么'移'的意思究竟是什么呢？"岐伯解释："当脏器受到寒气侵袭，虚弱无力抵抗时，寒气便会传移到其他脏腑。这是一种邪气不愿离去，而是将其传到其他脏腑的情况。"应龙感叹道："明白了。"

陈士铎评述：六腑有移热而无移寒的现象，说明寒气不易传移，岐伯对此的解释精妙至极，并非毫无根据。

—— 寒热舒肝篇 ——

雷公问曰：病有寒热，皆成于外邪乎？岐伯曰：寒热不尽由于外邪也。雷公曰：斯何故欤？岐伯曰：其故在肝。肝喜疏泄，不喜闭藏。肝气郁而不宣，则胆气亦随之而郁，胆木气郁，何以生心火乎？故心之气亦郁也。心气郁则火不遂其炎上之性，何以生脾胃之土乎？土无火养则土为寒土，无发生之气矣。肺金无土气之生，则其金不刚，安有清肃之气乎。木寡于畏，反克脾胃之土，土欲发舒而不能，土木相刑，彼此相角，作寒作热之病成矣。正未尝有外邪之干，乃五脏之郁气自病。徒攻其寒而热益盛，徒解其热而寒益猛也。雷公曰：合五脏以治之，何如？岐伯曰：舒肝木之郁，诸郁尽舒矣。

陈士铎曰：五郁发寒热，不止木郁也。而解郁之法，独责于木，以木郁解而金土水火之郁尽解，故解五郁，惟尚解木郁也，不必逐经解之。

译文

雷公问道："疾病中的寒热现象，是否都是由外邪引起的呢？"岐伯答道："寒热并不全是由外邪引起的。"雷公追问："这是为什么呢？"岐伯解释道："原因在于肝。肝喜欢疏泄，不喜欢闭藏。如果肝气郁结而不舒展，胆气也会随之郁结。胆属木，木气郁结之后，如何生发心火呢？于是，心气也随之郁结。心气郁结，火气就不能畅旺。火本该上升，但由于郁结，它不能生发脾胃的土气。土气没有火的滋养，土便成了寒土，没有生发的力量。肺属金，若没有土气的支持，金就不再刚硬，清肃之气也不能形成。木性脆弱，本该畏惧土，现在反而克制脾胃的土气。土想要舒展却无法做到，土木相刑，相互抵触，寒热之病便由此而生。这种情况并非由外邪引起，而是五脏的郁结所致。如果只是治疗寒，热反而会加剧；如果只是治疗热，寒也会愈发严重。"雷公问："如果将五脏结合起来进行治疗，效果会如何呢？"岐伯答道："疏解肝木的郁结，其他郁结自然也会一同化解。"

陈士铎评述：五脏的郁结会引发寒热，不仅仅是肝木郁结所致。然而，疏解郁结的方法主要集中于疏解木郁，因为一旦木郁得到疏解，金、土、水、火的郁结也会随之解开。所以，在治疗五脏郁结时，重点在于疏解木郁，而不必逐一处理其他脏器的郁结。